KAWAGUCHI
MIKIKO

川口美喜子

認知症を予防する食事

亜紀書房

認知症を予防する食事　目次

色の濃い野菜を食べる！
おならや便のにおいで腸内環境を知る！
食物繊維を豆類でおぎなう！
発酵食品と食物繊維を一緒に食べる！
毎日ヨーグルトを食べる！
先に野菜を食べる！
よく噛む！
三食食べる！
簡単な野菜料理を楽しむ！

タンパク質がフレイルを防ぐ

なんといっても、青魚！
魚の加工品をストックする！
鶏肉はむね肉を選ぶ！
豚肉と牛肉は赤身を選ぶ！

はじめに

認知症患者の数は、厚生労働省によれば500万人を突破し、2025年までに700万人を超えると予想されています。65歳以上の高齢者の約5人に1人、高齢者人口の20％が認知症になる時代が、もうすぐそこまで来ているのです。

できれば最期まで自分らしく生きて、健康で幸せなまま生涯をまっとうしたい。それは誰もが望むことだと思います。

どのように生活をしたら、「健康」でいられるのでしょうか。認知症にならないでいられるのでしょうか。

一言でいってしまうと、認知症予防には、適切な食習慣が役立ちます。

なぜ食習慣が大事かというと、認知症には、生活習慣病が深くかかわっているからです。

認知症の原因疾患の中で大きな割合を占めるアルツハイマー病と血管性認知症の患者さんの多くに、何らかの慢性疾患（糖尿病、高血圧など）や進行性の脳疾患（脳梗塞など）が存在します。

ですから、予防にはまず、慢性疾患にならないような、適切な食習慣を送ることが大切なのです。

私は長年病院の栄養管理士として、がんや糖尿病などを抱える患者さんたちと向き合ってきました。本書では、管理栄養士・医学博士としての私の経験をもとに、「食からの認知症予防」を提案します。

どんな食事と栄養素が必要で、エネルギーはどれくらい摂るべきか、認知症に効果的な食べ物は何かなど、栄養管理士としての知識も披露していきますが、たくさんの裏技や抜け道もみなさんにお伝えして、楽しく認知症予防ができる食事を提案していきたいと思います。

病気や認知症に怯えすぎて、「あれもダメ、これもダメ」と制約だらけの生活を自分に課すのは、本当の意味での「健康」とはいえません。食べることがおいしく、楽しいと感じられる毎日を過ごすことこそが、心の健康につながり、ひいては認知症予防につながると私は考えています。

認知症予防は生活習慣病予防から

「食事で認知症予防」と聞いても、ピンとこないかもしれませんが、「食事で生活習慣病予防」といわれればしっくり感じられるのではないでしょうか。

糖尿病、肥満症、高血圧、脂質異常症など生活習慣がその発症や進行に関与する疾患を総称して「生活習慣病」といいます。これらは遺伝的、外部的な要因に加えて、食生活をはじめとする生活習慣が、発症の要因に大きくかかわっています。

エネルギーの摂りすぎ、偏った食生活、飲酒、喫煙などが要因にあげられますが、これらの習慣と認知症の発症には深い関係があります。中壮年期の生活習慣病の発症は、脳の血管に障害をもたらし、血管性認知症ばかりではなくアルツハイマー病（AD）の発症にも関連していることが、最近の多くの研究で分かってきているのです（文末の参考文献を参照）。「認知症予防＝生活習慣病予防」といい換えられるほど、生活習慣病を未然に防ぐことがとても重要になってきます。

そこで、食事から生活習慣病を防ぎ、認知症を予防するにあたってまず念頭に置いていただきたい重要なポイントを2つ紹介します。

1 自分の家族の病気傾向を知る

生活習慣病の発症には、生活習慣のほかに遺伝的な要因があります。家系的に、糖尿病になりやすい、高血圧になりやすい、がんになりやすい、などの傾向がそれぞれあると思います。家族がそうだからといって必ずしも自分に当てはまるとは限りませんが、自分にはそのリスクがあるという認識を持つことが重要です。一般的な健康法に加えて、自分が人一倍どんなポイントに注意しなくてはならないかが見えてくるはずです。

とはいえ生活習慣病の場合、遺伝的な要因は5割以下で、それ以上に重要になってくるのが、実は環境的な要因です。その家族の生活パターン、食事の嗜好、食べ方などの傾向が影響して、家系的に似たような疾患にかかりやすいという見方があります。糖質や脂質の多い食生活をする家庭では肥満傾向にあり、糖尿病などのリスクが高まることは想像しやすいでしょう。

慣れ親しんだ味が塩分の濃い食事であれば、高血圧になるリスクもそれだけ高いといえます。家庭内の食生活や習慣は、毎日それを繰り返している家族にとっては「常識」となってしまい、マイナス面に気づきにくいという盲点があります。自分の家族の食事や習慣を見つめ直し、家系的に多い疾患とのつながりを考え直すことが重要です。

体質的な面だけではなく、自分の家族にあるリスク傾向を知り、そこを重点的に変えていくことが、認知症予防につながっていきます。遺伝的な要因は変えられないとしても、環境は変えることが可能なのです。

2 血管を健康に保つ

血液は無数に走る血管の中を流れ、酸素や栄養、水分、老廃物を運び、体温調節をはじめ、体のいたるところで体の機能を調節しています。

近年、この血管の疾患や障害が増加傾向にあります。虚血性心疾患や脳卒中といった疾患です。糖尿病や高血圧、脂質代謝異常などはこれらの血管病変の発症リスクを高めます。血管が硬くなり弾力性を失い、血流が流れづらくなって血管に強い圧力がかかる高血圧。血管を狭めて硬化させて、血液の流れが悪くなる脂質異常症。糖の濃度が高い（高血糖）血液が流れて血管を傷つけたり、詰まらせ障害を引き起こす糖尿病。いずれも血管壁に大きな負荷を与えています。

当然のことながら、血管は脳にも走っているので、そうした脳の血管障害により酸素や栄養素が行きわたらず、脳細胞が死滅してしまうと、認知症発症リスクも高まっていきます。

しかし逆にいえば、健康な血液を全身にめぐらせ、弾力のある若々しい血管を保つことができれば、認知症をふくむさまざまな疾患の予防につながるのです。

質の良い血液をつくり、元気な血管を保つために欠かせないのが、バランスの良い食事です。毎日の食事から血液と血管を健康に保つことが、認知症予防の大事な鍵となるのです。

では、具体的にどんなことをしたらいいのでしょうか。

本書では、認知症予防の食事を語るうえで外せないポイントを、6つあげました。

糖質は全体の6割以下に抑える

野菜や果物でファイトケミカルと食物繊維を摂る

タンパク質がフレイルを防ぐ
努力しないで塩分を減らす
健康的にアルコールをたしなむ
賢く活用して、脂質を摂る

そのどれもが脳の健康と深くかかわっています。食べ物は毎日口にするものだからこそ、そのプラス面とマイナス面をきちんと知り、豊かで楽しい食生活を送っていきましょう。

参考文献――生活習慣と認知症の関連を示す最近の報告

1 篠原もえ子、山田正仁「食事・栄養と認知症予防」、『老年精神医学雑誌』Vol.25―12、（特集 認知症予防の現状と地域での実践）、2014年12月 ワールドプランニング

2 国立長寿医療研究センター・老化に関する長期縦断疫学研究（National Institute for Longevity Sciences - Longitudinal Study of Aging: NILS-LSA）認知症予防のために ～NILS-LSAの研究成果より～ https://www.ncgg.go.jp/cgss/department/ep/riskfactor.html

3 小原知之「久山町からみた認知症の予防」第29回老年期認知症研究会、2015年7月

糖質は全体の6割以下に抑える

厚生労働省が出している推定エネルギー必要量は、ふつうの活動をしている75歳以上の高齢者の場合、女性が1650キロカロリー、男性は2100キロカロリーとなっています（19ページの表を参照）。普通の生活をしている50歳代の必要量は男性2600前後、女性が1950前後で、活動している方にとっては若干少なくはなっているものの、あまり大差がないことが分かります。

しかし高齢になってくると、一般的には若い頃のようにはたくさん食べられなくなります。食が細くなり、昔よりも食べられなくなったと感じている人が多いことでしょう。

しかし無理に2000キロカロリーを摂ろうと、量にとらわれないでください。本当に大事なのは食べる物の種類と質を考えることです。

お腹を満たす＝栄養素がきちんと摂れている、そのように勘違いしている人がいます。

お腹が空いたり、何かを食べなくてはと考えたりしたとき、日本人の多くが、炭水化物を主体としたものを口にします。コンビニでも手に入りやすいおにぎりや菓子パン、バナナのみ、食欲のないときにも食べやすい麺類などを選びがちです。それでお腹はいっぱいになるかもしれませんが、栄養素のバランスとしては、糖質ばかりを摂取したことになります。そのままでは栄養素のうちタンパク質、ビタミン、ミネラルが不足してしまいます。

もちろんエネルギー源である糖質を摂ることは大切ですが、日本人の糖質の摂取目安はエネルギー全体摂取量の約6割程度とされています。しかしエネルギー量の8割以上を糖質で摂取している高齢者の方もいます。

多くの研究で、生活習慣病とアルツハイマー型認知症の発症との関連が報告さ

推定エネルギー必要量（kcal ／日）

性別	男性		女性	
身体活動レベル	Ⅱ	Ⅲ	Ⅱ	Ⅲ
0～5（月）	550	—	500	—
6～8（月）	650	—	600	—
9～11（月）	700	—	650	—
1～2（歳）	950	—	900	—
3～5（歳）	1,300	—	1,250	—
6～7（歳）	1,550	1,750	1,450	1,650
8～9（歳）	1,850	2,100	1,700	1,900
10～11（歳）	2,250	2,500	2,100	2,350
12～14（歳）	2,600	2,900	2,400	2,700
15～17（歳）	2,800	3,150	2,300	2,550
18～29（歳）	2,650	3,050	2,000	2,300
30～49（歳）	2,700	3,050	2,050	2,350
50～64（歳）	2,600	2,950	1,950	2,250
65～74（歳）	2,400	2,750	1,850	2,100
75以上（歳）	2,100	—	1,650	—

身体活動レベルがふつう（Ⅱ）、高い（Ⅲ）
厚生労働省「日本人の食事摂取基準」（2020年版より）

れています。とくに注目されているのが、糖尿病と認知症の関連です。糖尿病の人はそうでない人と比べ、アルツハイマー型認知症になる確率が約1・5倍、脳血管性認知症になる確率が約2・5倍増えるという報告があります。また、糖尿病治療の副作用で起きうる重症な低血糖も、認知症を引き起こすリスクを高めるといわれています。

食事によって、体内の血糖を高い状態にすることが長く続くと、脳の神経細胞が損傷を受けやすくなるためです。糖尿病の方はもとより、糖尿病の予防のためにも、血糖を良好にコントロールするために、糖質の食べ方に注意し、工夫をすることが必要です。

糖質ばかりでお腹を満たしてしまうと、食が細い人はそれ以上食べられなくなり、必要なタンパク質やビタミンなどのほかの栄養素が不足してしまいます。とくに食欲の低下した高齢者は、お腹を満たすことよりも、食べる内容を意識しなくてはなりません。

つまり量より質です。

糖質中心の食生活では、体内に脂肪がたまりやすいのはもちろんですが、筋力の低下にもつながります。自分は標準体重以内だから糖質をたくさん食べても大丈夫と考える人が多いですが、隠れ肥満や、低栄養の状態になっている可能性が非常に高いのです。

食べること、エネルギーを摂ること自体は大事ですが、食べすぎ、糖質に偏る食べ方には十分注意しなくてはなりません。

具体的にお話ししていきましょう。

菓子パンだけ、麺だけをやめる！

食事から摂取された糖質は、グルコース（ブドウ糖）に分解され、肝臓に運ばれます。グルコースは血糖として体内を流れエネルギー源として利用されます。余分なグルコースはグリコーゲンとして肝臓や筋肉に貯蔵されます。この**一連の糖質の代謝の過程で使われる重要な栄養素がビタミンです。**

糖質を多く摂取すれば、それだけ代謝に使われるビタミンが必要になります。しかし、先ほどお話ししたような炭水化物を中心とした食生活で、ほかの食材を食べないでいると、ビタミンが不足し、ビタミン欠乏症のような状態になってしまいます。

ビタミン欠乏症は、不足するビタミンによって、現れる症状は違いますが、その顕著な例が、２０１１年の東日本大震災の避難所で起こりました。

多くの人が地震や津波の影響で家を失い、仮設住宅に移住できるまで、不便な避難所生活を余儀なくされました。避難所では、自分の食べたいものを自由に調理することはかないません。自衛隊や赤十字、ボランティアの方々などによる炊き出しや、パンなどの食糧が配布されていました。おもに被災者たちに配られるのは、手軽に多くのエネルギーを摂取できる炭水化物を中心とした、おにぎりや菓子パンでした。制約の多い状況下で、被災者は長らく大豆・肉・魚などのタンパク質の多い食品、乳製品、新鮮な野菜や果物を摂ることができずにいたのです。

そのような状況が続いたころ、倦怠感や食欲不振、抑うつ状態の被災者が多く出てきました。他人と狭い空間で共同生活を強いられる避難所では、まず心理的なケアの必要性が感じられました。しかし栄養士が避難所に入り調べてみると、被災者の多くがビタミン欠乏症と同じような状態だったことも問題視されたのです。

ビタミン欠乏症は不足するビタミンの種類によって症状が異なるとお伝えしましたが、避難所でのケースでは、糖代謝に必要な豆や肉・魚に含まれるビタミンB1や、乳製品や卵に含まれるビタミンB2、おもに野菜や果物から摂取するビタミンC、葉酸の不足が顕著でした。これによって、抑うつ状態、食欲不振、倦怠感、口内炎などが起こり、身体的には、筋力の低下などが見られるようになります。

身体的、精神的なストレスに多く消費されるビタミンCの不足は、厳しい避難所生活を強いられる被災者にとって、非常に深刻な問題だったのです。

心の健康は、心理面だけでなく、実際に摂取する栄養面からも見ていく必要があります。

避難所を例にとりましたが、私たちにとっても決して他人事ではありません。ただ**お腹を満たすことを目的とした食生活を送り、ビタミンやタンパク質が不足していけば、同じようなことが起こります。糖質ばかりをとっていると、脂肪をためこむ体質になり、必要な筋力や免疫力が落ちていくのです。**

人間の体は、栄養素が不足すると自分の身を削ってその原料を生み出そうとします。筋力、体力、気力が低下していき、やがて行動力が落ちて社会とのつながり、関心までもが衰えていってしまうのです。この社会性の低下は認知症のリスクを高める危険因子にあげられています。

食べやすいからといって、そうめんだけ、おにぎりだけ、菓子パンだけですましていませんか。夏に食欲のない時には冷やしトマトとスイカで満腹といった食生活になっていないでしょうか。少量だからこそ、その一口の栄養バランスを見直してほしいと思います。糖質の摂りすぎが招く負の連鎖は、決して大げさではありません。

血糖値を上げない！

厚生労働省が発表した「２０１７年患者調査の概況」によれば、糖尿病患者数は約３２９万人にものぼり、65歳以上の患者数は過去最多となっています。

前述の通り**糖尿病の人は認知症の発症リスクが、糖尿病でない人と比べて、1・5倍から2・5倍ほど高い**という研究報告があり、糖尿病を未然に防ぐことが、認知症予防につながるといえます。

また糖尿病と診断されていなくても、日本人は血糖が上がりやすい体質の人が多く、日本人の70歳以上の30％以上は糖代謝異常だともいわれています。

炭水化物や、お菓子などの糖分を含む食べ物は、グルコース（ブドウ糖）に分解され、小腸から肝臓に運ばれ、血液中に溶け込んで全身に運ばれます。この血液中のグルコースは、「血糖」と呼ばれ、食後血糖の量が上がると、すい臓からインスリンが分泌されます。インスリンの働きによって細胞は血糖を取り込み、体を動かすエネルギー源とします。健康な人の場合は、変動する血糖値に対してインスリンが正常に働き、血糖値が一定にコントロールされます。このインスリンの働きが壊れ、血糖をうまく細胞に取り込めなくなった状態を糖尿病といいます。

もともと日本人は狩猟民族ではなく、決まった時期にしか口にするものが収穫ができない採集民族でした。次の収穫時期までエネルギーの高い物を食べずに生きてきた歴史があります。そのため、ある程度のインスリンしか分泌されない体質の人が多く、肥満体質でなくても、欧米人に比べて糖尿病になりやすいといわれているのです。

しかし食事の欧米化で高エネルギー、砂糖の多い食べ物が多くなり、日本人のすい臓はそれに対応しようと無理をしてインスリンを出し続けています。無理した臓器はやがて疲弊して働かなくなり、糖代謝異常、糖尿病へと移行していくのです。

そうした事態を防ぐためにも、血糖値を急激に上げないことが重要です。

糖尿病の人も、そうでない人も、炭水化物や糖分を適切に摂って、適切な血糖値コントロールを心がけるべきでしょう。

1日の食生活を見直す！

さて、糖質の摂りすぎに潜む危険性についてお分かりいただいたところで、私たちの典型的な食生活を振り返ってみたいと思います。

先ほど申し上げたとおり、**日本人の糖質の摂取目安は、全体エネルギー量に対して6割以下といわれています。**２０００キロカロリーを摂る人ならば約１２００キロカロリーを糖質から摂取することが望ましいというわけです。一見さほどむずかしくないようですが、気を抜くとあっという間に8割を超えている可能性があります。

私が勤める大妻女子大学のゼミの学生が行った面白い調査を紹介しましょう。

大学のある市ヶ谷のコンビニエンスストアは、ランチタイムの売り上げが都内で上位に入るといわれるほどの繁盛店で、お昼には数多くの会社員や学生が来店します。そのゼミ生は3日間お昼どきに店頭に立ち、人々が何を買っていくのかを調査しました。年齢別、男女別に集計すると次のような結果になりました。

▽男性 ――――――――――――――――(20代〜30代、59名)

パンやおにぎり2個以上……………………30%
パンやおにぎり＋1品…………………………20%
お弁当類……………………………………………18%

▽女性――（20代～30代、45名）

パンやおにぎり2個以上……27％
お弁当＋1品……16％
お弁当＋1品（サラダやスープ、デザート）……16％

ほとんどの人が炭水化物を中心としており、おにぎりと麺類というダブル炭水化物でお昼を済ませている人も珍しくありませんでした。忙しいなかで手軽に終わらせたい、という事情はよく分かりますが、これでは目標の6割をゆうに超えてしまいます。

一般的な朝昼晩の食事の例を見てみましょう。

▽ある会社員の例

朝――トースト、コーヒー

昼――おにぎり2つ、カップ麺
おやつ―ティラミス
夜――ミートソーススパゲティ

計算すると全体で約2500キロカロリーですが、このなかで占める糖質の割合は8割を超えています。

次に高齢者ですが、調理をあまりしない方、中食、そうざいの利用が多い方の例です。

▽ある高齢者の例

朝――白米ごはん、インスタント味噌汁
昼――そうめん
おやつ―スイカ
夜――おはぎ

やはり糖質は8割を超えてしまいます。食が細くなってくると、どうしても口当たりの良いものを好むようになります。夏ならば、そうめんやスイカなどの、ひんやりとしたものがほしくなりますが、そうめんは糖質のかたまりですし、フルーツも適量は摂るべきですが、糖質が多いのでそればかり食べていると、糖質の摂りすぎにつながってしまいます。

例を見て、自分の食生活とあまり変わらないと感じた人も多いはずです。「お腹を満たすこと」だけに気を取られていると、あっという間に糖質の割合は増えてしまいます。一口の内容を意識するようにしましょう。

ちょい足しの法則を知る！

炭水化物中心の食生活をしている人は「ちょい足し」で、糖質の割合を下げることをお勧めします。たとえば、おにぎりなら、鮭入りのものにするとか、なにか野菜を入れたお味噌汁を飲むとか、おやつに野菜ジュースを意識して飲んでみるなど、いろいろと方法はあります。

先ほどの例ならば、左記のように、少しずつタンパク質と野菜を取り入れることができます。

▽ちょい足しの例

朝――白米ごはん、野菜入りのお味噌汁＋鮭のふりかけ

昼――そうめん＋温泉卵＋カットトマト
おやつ―スイカ
夜――おはぎ＋薄味野菜漬物

どうでしょうか。さほどむずかしく感じないとは思いますが、全体で見ると、糖質の割合を抑え栄養素の種類を増やすことができています。

毎食完璧なバランスを目指しても長続きしないので、いつもの食事に簡単なタンパク質や野菜を少し足すことを心がけましょう。また、朝がパンだけになってしまったら、昼はサラダと肉だけにするなど、1日全体で見てバランスを整えていくことも大切です。

料理で脳を鍛える!

料理をすることは、それだけで脳を鍛える認知症予防といえます。頭のなかで順序を組み立て、手を動かしながら作り、できばえを目で見て、食べて、胃腸など消化管を動かして、次回につなげていく。その繰り返しが、脳を鍛えて、錆びつきを防いでくれます。女性は毎日、家事や料理で手を動かしていますが、定年後の男性は家でのんびりと奥様に甘えている人も多いのではないでしょうか。時間ができた今だからこそ、料理に挑戦して、同時に脳も鍛えていってほしいと思います。

そして、せっかく作るのならば、食べる食材にも気を配りたいところです。とはいえ、面倒でむずかしいことは続きません。簡単で手軽で、誰にでも実践できる認知症予防レシピを紹介します。

作り置きを増やす！

日持ちする作り置き料理や室温で保存するものがあれば、いつもの料理に手軽にタンパク質やビタミンなどの栄養素を加えることができます。

私は週替わりで常備菜やふりかけなどを作っておき、ご飯や豆腐などにかけて、「ちょい足し」を楽しんでいます。だしをとったあとの鰹節や昆布を炒めて水分を飛ばして作るオリジナルの「ソフトおかか」はわが家の定番です。だしがらを再利用できるうえ、タンパク質、カルシウムなどが手軽にとれるので、おにぎりやサラダに混ぜて使っています。

作り置きは、あえて食材を買うよりも、冷蔵庫にあるもので工夫して作ったほうが、節約になるだけでなく、脳を活性化させることができます。

日持ちさせるためには、食材を加熱して、水分を飛ばすことが重要です。また保存する瓶も熱湯などで一度殺菌したものを使うと安心です。わが家でよく作る作り置きレシピを参考にみなさんもぜひ試してみてください。

レシピ 1

鮭フレーク

1 茹でるか、焼くかした鮭を、骨を抜いて細かくほぐし、フライパンで炒る。

レシピ 2

大豆入り肉そぼろ

1 オリーブオイルで牛ひき肉を炒める。

2 茹でた大豆（豆を戻して使っても、市販のものを代用しても）を合わせて炒める。

3 塩、酒、コショウで味を整える。

野菜や果物でファイトケミカルと食物繊維を摂る

緑黄色野菜や果物に含まれるビタミン、葉酸は脳血管障害のアルツハイマー病の発症を予防できる可能性が報告されています。食生活に野菜と果物を習慣化して食べるようにすることが、認知症を予防すると期待できます。

とはいえ、多くの高齢者にとって、摂るべきだと分かっていながら摂りにくいのが、野菜だと思います。

野菜のハードルを高くしている原因は、使い切ることのむずかしさでしょう。

一度買った食材は食べきらないとなりませんが、高齢で独居や夫婦二人暮らしだと、あまり多くは消費できません。さまざまな種類を買いそろえることがむずかしく、気づけば野菜室の中でしなびているなんてことも珍しくないでしょう。しかし野菜は少しの工夫でたくさんの量を使うこともできますし、作り置きや冷凍保存などのひと手間で日持ちさせることができます。

野菜の1日の目標摂取量は350グラム。

一見、むずかしそうですが、冷凍のゆで野菜や野菜ジュースなどを活用したり、料理法を工夫したりすれば決して無理な数字ではありません。

どのような栄養価があるのか、効果的な摂り方も含めて知って、楽しくおいしく食べるためにはどうしたらいいのか、この章では見ていきましょう。

色の濃い野菜を食べる！

野菜や果物を食べることで得られるメリットはたくさんありますが、脳に直接プラスの影響を与えてくれるものとして注目したいのが、色鮮やかな野菜が持つ化学成分、ファイトケミカルです。ファイトケミカルには抗酸化作用があり、体の免疫力を高めてくれる可能性があります。

人は呼吸をして酸素を体内に取り込みますが、その酸素の一部は活性酸素やフリーラジカルという体内の成分と反応して酸化を起こします。体が酸化するということは、錆びて老化を促すことと同じです。活性酸素による遺伝子の損傷や、タンパク質の酸化による機能喪失、また脂質の酸化による過酸化物の生成などがあり、老化、がん、認知機能低下などの原因になっていると考えられています。

そんな**人間の体にとってありがたくない酸化を防いでくれるのが、ファイトケミカ**

ルの抗酸化作用というわけです。タンパク質、糖質、脂質、ビタミン、ミネラルを五大栄養素、それに食物繊維を加えたものを六大栄養素といいますが、最近ではファイトケミカルを入れて七大栄養素と呼ぶこともあるようです。主なファイトケミカルはポリフェノール、カロテノイド、含硫化合物です（次ページの表参照）。

ポリフェノールには、お茶などに含まれるカテキンや、赤ワインやブルーベリーなどに含まれるアントシアニンなどがあります。

カロテノイドには、緑黄色野菜に多く含まれるカロテンや、トマトなどに含まれるリコペンなどがあります。カロテノイドは脂溶性の抗酸化物質で、水溶性の抗酸化物質であるポリフェノールと一緒に食べることで効果が期待できます。

含硫化合物には、ダイコンやワサビなどに含まれるイソチオシアネートや、タマネギやキャベツに多いシステインスルホキシドなどが注目されています。

すべて覚えるのがむずかしい場合は、**比較的色の濃い野菜にファイトケミカルが含まれている**と覚えるといいでしょう。色とりどりの野菜は、見て美しいだけでなく、

おもなファイトケミカルと含まれる食材一覧

ポリフェノール	アントシアニン類	ブルーベリー、ブドウ
	イソフラボン類	大豆
	フラボン類	セロリ、パセリ、ピーマン
	フラバノール(カテキン)類	緑茶、果実類、カカオ
	フラボノール類	ブロッコリー、タマネギ
	フラバノン類	柑橘類の果皮
カロテノイド	α-カロテン	ニンジン、カボチャ
	β-カロテン	ニンジン、カボチャ、トマト
	β-クリプト	キサンチンミカン、ホウレンソウ
	リコペン	トマト、スイカ
	ルテイン	ホウレンソウ、ブロッコリー
	ゼアキサンチン	カボチャ、トウモロコシ、モモ
含硫化合物	イソチオシアネート系	ダイコン、ワサビ
	システインスルホキシド系	タマネギ、キャベツ

体にとってありがたい効果をたくさんもたらしてくれます。

おならや便のにおいで腸内環境を知る！

みなさんは「腸内フローラ」という言葉をご存知でしょうか。人間の腸内にはさまざまな細菌が生息していて、その数は約１０００種類、１００兆個以上にのぼるといわれています。これらのさまざまな細菌がバランスをとりながら腸内環境を良い状態にしているのです。

腸内をのぞいてみると、細菌が種類ごとにかたまりとなって腸壁にはりついています。その様子が種類ごとに群生する花畑（flora）に似ていることから、「腸内フローラ」と呼ばれるようになりました。

腸内フローラを構成する菌はその働きごとに大きく3つに分けることができます。

体にプラスの働きをする「善玉菌」、体にマイナスの働きをする「悪玉菌」、そして善玉菌と悪玉菌のどちらか優勢なほうと同じ働きをする「日和見菌」です。

ビフィズス菌、乳酸菌などに代表される善玉菌は、消化吸収を助け、悪玉菌の侵入や増殖を防いで、腸内を弱酸性の状態に保ちます。食べたものを発酵させて、乳酸、酢酸などを作り出すのが善玉菌です。

一方、大腸菌（有毒株）やウェルシュ菌などの悪玉菌は、有害物質を発生させ、腸内をアルカリ性にします。善玉菌が発酵を行うのに対して、悪玉菌が行うのは「腐敗」です。

バクテロイデス、大腸菌（無毒株）などの日和見菌は、ふだんは大人しくしていますが、腸内環境が悪玉菌優勢の状態に傾けば、腐敗活動を行います。

腸内は善玉菌2、悪玉菌1、日和見菌7の割合が理想とされています。

腸内環境を整えるとは、腸内フローラを理想のバランスに保つことを意味するのです。

腸内バランスが良いかどうかは、「おならと便のにおい」で分かります。悪玉菌の多い不健康な腸内では腐敗活動が行われ、有害物質やアンモニアなどの悪臭がする便や臭うガスを発生させます。臭いの強いおならや便が出る人は、腸内環境を見直すべきでしょう。

食物繊維を豆類でおぎなう！

腸内フローラを健康な状態に保つのに欠かせないのが食物繊維です。

食物繊維は腸内の善玉菌の成長を促進し、悪玉菌の増殖を防いでくれます。また、整腸効果だけでなく、**血糖値上昇の抑制、血液中のコレステロール濃度の低下などの効果も期待され、老化・認知症予防には欠かせない栄養成分**といえます。

厚生労働省が出している「日本人の食事摂取基準（2020年版）」によれば、男性は18歳から64歳では、21グラム以上、65歳以上で20グラム以上、女性18歳から64歳18グラム以上、65歳以上では17グラム以上が1日あたりの目標量となっています。しかし、平均的な摂取量は14グラム程度とされ、多くの日本人に不足していることが分かっています。目安として、何をどのように摂ったらいいのか出してみました。

きのこ――50g（食物繊維2g）
アボカド――2分の1個（2・7g）
野菜――400g（8g）
納豆――1パック（3・4g）
芋――50g（1g）
▽合計17・1g

ここに追加

乾わかめの味噌汁――0・7＋0・6g
大麦を3割入れたご飯を1膳――2・2g
▽合計20・6g（目標20gをクリア）

食物繊維は植物性食品に多く含まれています。

野菜、果物、豆、海藻、きのこ、芋類などに多く含まれるほか、主食となる穀類からも摂ることができます。主食は好みもありますが、いつもの白米を、玄米や、もち麦、押し麦、胚芽米などに代えるだけで、摂取量を上げることができます。

また食物繊維を多く摂取するためにお勧めしたいのが、豆類です。

海外では豆を煮たものを主食にする国もありますが、日本だと豆は副菜の脇役という存在でしょう。しかし豆は野菜よりも食物繊維を多く含み、抗酸化作用も期待できる食品なのです。

納豆のほかにも、インゲン豆、大豆、ひよこ豆、小豆などが、最近ではパウチや缶詰で売られています。ミックスビーンズとしてさまざまな種類の豆が混ざった商品は、サラダ、スープ、煮物にも便利で、手軽に多くの種類を食べることができるのでお勧めです。

野菜や果物でファイトケミカルと食物繊維を摂る

発酵食品と食物繊維を一緒に食べる！

腸内フローラを健康な状態に保つのに、もうひとつ欠かせないのが、発酵食品です。日本には昔から、しょう油、味噌、酢、納豆、ぬか漬け、甘酒など、さまざまな発酵食品があります。また今では和食以外にも、ヨーグルト、乳酸菌飲料、キムチなど、バリエーション豊富な発酵食品が手軽に手に入るようになりました。

腸内フローラを改善し体に良い影響を与える生きた微生物、またはそれを含む食品のことを「プロバイオティクス」と呼びます。その代表的なものが乳酸菌やビフィズス菌などで、ヨーグルトや乳酸菌飲料などから摂取することができます。腸内の善玉菌を増やして悪玉菌を減らし、便秘・下痢の改善、腸内環境の向上、免疫力アップなどの効果が期待できます。

このプロバイオティクスの増殖を促進する物質を「プレバイオティクス」と呼び、

食物繊維やオリゴ糖がそれに当たります。

かつてはこのプロバイオティクスとプレバイオティクスは別々に考えられていましたが、最近では2つを組み合わせて応用しようとする「シンバイオティクス」という概念が定着してきました。

良い菌自体を摂取する「プロバイオティクス」と、腸内の良い菌にエサを与えて育てていく「プレバイオティクス」。

2つの相乗効果を狙ったのがシンバイオティクスというわけです。

これを実現させるのは発酵食品に食物繊維をプラスする食べ方です。

ヨーグルトにオリゴ糖をかけたり、食物繊維が豊富なフルーツと一緒に摂ったり、味噌汁に野菜をたっぷり入れたり、その可能性は無限に広がります。

また野菜を発酵させたキムチやぬか漬けは、それ自体が立派なシンバイオティクスといえるでしょう。ドイツ料理の付け合わせとして知られる「ザワークラウト」も栄養価の高い発酵食品です。キャベツを加熱せずに自然発酵したもので、乳酸菌、食物繊維ともに豊富に摂ることができます。

発酵食品と食物繊維を、一度に両方摂りながら腸内環境を整えていきましょう。

毎日ヨーグルトを食べる！

野菜や食物繊維からは離れてしまいますが、乳酸菌を用いて乳を発酵させたヨーグルトについて触れておきましょう。

ヨーグルトには乳酸菌やビフィズス菌が含まれています。ヨーグルトに含まれる乳酸菌は悪玉菌の繁殖を抑えて、便秘や下痢の解消、肌荒れの改善、整腸など豊富な効果があることは前述しましたが、その食べ方には少し注意が必要です。

ヨーグルトは朝一番に食べるのが良いと考えている人が多いですが、実は乳酸菌は酸に弱い性質を持っています。胃酸の多い空腹時にヨーグルトを食べると、せっかく摂取した乳酸菌が死滅してしまい、効果が半減してしまいます。**乳酸菌の効果を期待**

したいなら食後に摂るほうが良いでしょう。

ヨーグルトに含まれている乳酸菌は商品によってさまざまな種類があります。腸内フローラは人それぞれなので、自分に合ったヨーグルトを見つけるまでに少し時間がかかるかもしれません。できれば1種類のヨーグルトを最低2週間は続けてみて、整腸効果が感じられるかどうかを検証するといいでしょう。

また、ビフィズス菌はすべてのヨーグルトに含まれているわけではありません。乳酸菌は小腸の腸内環境を整えますが、大腸で良い働きをしてくれる善玉菌のほとんどはビフィズス菌です。ビフィズス菌は生まれて間もない時からヒトの腸内に存在する「善玉菌」ですが、年齢とともに減少していきます。腸内フローラを良好にするためにおなかのなかのビフィズス菌を増やすには、オリゴ糖の含まれる野菜や果物を摂ると同時に、ビフィズス菌入りのヨーグルトを選んで食べるとよいでしょう。

野菜や果物でファイトケミカルと食物繊維を摂る

先に野菜を食べる！

少し前に「食べ順ダイエット」と呼ばれるダイエット法が流行しました。先に野菜や汁物を食べてから、次に肉や魚のタンパク質を食べ、最後に炭水化物の主食を食べるというもの。食べる内容は同じでも、体内に吸収される糖質、脂質を抑えられるという点で効果が期待され、大きな注目を浴びました。

目的がダイエットでなくても、この方法は認知症予防に有効だといえます。糖尿病の予防が認知症予防につながることは前章でもお伝えしました。糖尿病にならないためにも、血糖値の急激な上昇をさけることが肝心です。

食物繊維が含まれる野菜を先に食べると、食べたものが胃から腸に移行したときに、糖の消化吸収率がおだやかになります。そのため血糖値の上昇が抑えられ、血糖値を下げる作用をするホルモンであるインスリンの節約ができます。インスリン分泌量が少なくてすむことで糖の吸収もゆるやかとなり太りにくい効果もあります。

和食の会席料理は、先付けで食物繊維の豊富な野菜を食べ、次にタンパク質や脂質を含む刺身や焼き物などが出され、最後に糖質であるご飯ものや果物が供されます。糖質をゆるやかに上げる非常に理にかなった食べ方といえます。

また、野菜だけを先に食べるのが苦手な場合でも、野菜を一緒に食べることを心がけるといいでしょう。たとえば、パンだけをそのまま食べるのではなく、レタスやハムをはさんで食べたり、白米と一緒に野菜の入ったお味噌汁を飲んだりするだけで、血糖値の上昇を抑えることができます。

朝食でも、いきなり炭水化物を食べるのではなく、まず野菜ジュースを飲んだり、プチトマトなどの手軽な野菜を一口食べたりするだけでも効果を期待できます。

野菜や果物でファイトケミカルと食物繊維を摂る

よく噛む！

食物繊維が体に良いことは分かっていても、年齢を重ねると、生野菜や歯ごたえのある野菜が食べづらく感じる人も少なくありません。付け合わせで出てくるキャベツの千切りを、以前なら全部食べていたのに、最近はつい残してしまうという人もいることでしょう。

歳を重ねると、歯が弱くなったりアゴや喉の筋力が落ちてきて、咀嚼する力も、飲み込む力も落ちてきます。そうすると、さまざまなものが食べづらくなります。

以前は食べられていたものを嫌がるようになるのは、認知機能が衰え始めているサインです。介護を必要とする高齢の方ならば、やわらかくして飲み込みやすくすることが大切ですが、本書をお読みの元気な読者のみなさんは、まだ噛むことを諦めてはいけません。

噛むことで、脳内の血流が増え、脳の運動野や感覚野、前頭前野、小脳などが活性化することが分かっています。なかでも前頭前野は認知機能を担っており、老化に伴ってもっとも早くにその機能が低下する脳の部位のひとつとして知られています。噛むことで前頭前野を刺激し、認知症の予防につなげることができるのです。

また記憶を司る「海馬」も噛むことで機能が高まると実験で実証されています。ガムを噛んだ後の海馬の活動を調べると、高齢者ほど活性化し、記憶力もアップしていたという報告もあります。

食物繊維を多く摂ることは、腸内環境を整えるだけでなく、歯ごたえのある食品をよく噛む必要があるため、脳を直接活性化させることができるのです。

噛むことが億劫になり始めて、そのままやわらかいものばかりを食べるようになれば、認知症への道をみずから歩んでいるのと同じです。少し面倒と感じながらも、きちんと噛むことで、食事からの認知症予防が可能になります。漬物やせんべいなど、噛むことで美味しく感じる食品が身近にたくさんあります。それらを楽しく活用しましょう。

三食食べる！

「脳腸相関」という言葉をご存知でしょうか。

からだを動かす司令塔の脳。そして第二の脳ともいわれる消化器官の腸。この2つが密接に連携して動いている相互関係を「脳腸相関」と呼び、今その重要性に注目が高まっています。

緊張やストレスを感じたときにお腹が痛くなったことは多くの人が経験しているかもしれません。これは負荷のかかった脳から自律神経を介して、腸にストレスが伝わっている証拠なのです。逆に下痢や便秘などの腸の不調が脳に伝わり、不安感を増幅させたりすることが分かっています。

つまり脳内の健康が腸の正常な働きを促し、逆に健康な腸内環境から脳にプラスの効果がもたらされるのです。

また、神経伝達物質のセロトニンは別名「幸せホルモン」とも呼ばれ、幸福感、安心感など前向きな気持ちを脳にもたらしてくれます。脳の健康にとって欠かせない物質ですが、実はその多くが腸管で作られることが分かっています。腸内環境が良ければ十分なセロトニンが作られ、脳内の状態が安定し前向きな気持ちになります。腸内環境が悪ければ、セロトニン不足からイライラしやすくなったり不安感が増えたりするのです。腸内環境と脳の健康が切っても切り離せない関係だとよく分かるでしょう。

さて、腸内を健康に保つためには、多くの食物繊維、そして発酵食品を摂ることが重要だといいましたが、あわせて考えたいのが「出すこと」、つまり「排便」です。いくら**栄養価の高いものを摂取しても、うまく排泄できなければ腸内にとどまった老廃物が腐敗して悪玉菌を増やし、腸内環境を悪化させてしまいます。**

慢性的な便秘はうつ病の発症リスクにもなると考えられており、排便コントロールの重要性を軽く考えてはいけません。

健康な人の場合、食べてから消化、排便されるまでの時間はおよそ24時間〜72時間です。食べたものはまず胃で分解され、その後小腸へ送られます。そこで体にとって必要な栄養成分を吸収し、残りが大腸へ送られます。大腸ではその残りから水分やミネラルを吸収して便を作り、肛門付近まで便を押し出していきます。

この一連の排泄の過程を支えるのが規則正しい食事です。食事によって腸の運動が誘発され、便が移動します。便が直腸に入り、排便を促すのは大脳からの指示によります。

食べたものは約6〜8時間後に、小腸から大腸に移行する弁に到達します。朝食をきちんと食べている人ならば、ちょうど昼食の時間に当たる頃です。その時間に昼食を食べて口を動かし胃に入ると、「食べた」という刺激によって小腸から大腸の弁に「開け」という反射を起こします。

夕食でも同様の動きが行われ、ゆっくりと大腸で作られた便が、翌日の朝食の刺激によって肛門へ命令が行き、便意をもよおすようになるのです。朝昼晩きちんと食べないと、小腸や大腸で便が長い時間とどまることになり、悪玉菌の増殖につながります。朝昼晩食べることで刺激がきちんと送られ、スムーズな消化・排便が行われるのです。

朝食は1日のリズムを整える大切な食事です。少ない量でも構わないので必ず抜かないようにしましょう。また朝に便意をもよおさない場合でも、朝食のあとにトイレに行って便座に座ることが大事です。排便を我慢したり、習慣化しないでおくと便意を感じなくなります。習慣化することでやがてリズムが整い、スムーズな排便コントロールができるようになります。

食べることは、出すことでもあります。

便は自分が食べたもののカスと、腸が健康に生きているために必要な腸内細菌の死骸です。それらを便として送り出すことが重要なのです。

簡単な野菜料理を楽しむ！

野菜をきちんと摂る大切さは分かっていても、毎日の生活に取り入れにくいと思うかもしれません。ここでは手軽に簡単で誰でも実践できる野菜のレシピをご紹介します。

レシピ 3

野菜のピクルス

カラフルなピクルスは彩りもよく、栄養抜群で、簡単に作れます。たくさん作っておけば、野菜不足を感じたときに、つまむだけで栄養がとれます。

材料

きゅうり／パプリカ／ズッキーニ／セロリ／ニンジン／紫ネギ／長イモ／茹でたゴボウ／オクラなどの好きな野菜、ピクルス酢またはらっきょう酢（市販のもので大丈夫）

1 それぞれの野菜を縦長のスティック状に切る。

2 清潔な保存瓶にピクルス酢を入れて、野菜を入れる。お好みでディルやローリエなどのハーブを足しても◎

3 冷蔵庫に入れて放っておけば2時間後には完成!

賞味期限の目安は1週間。そのまま食べてももちろんおいしいですが、サラダやカレーのトッピングとしても相性抜群です。

余った漬け酢には野菜の旨味や栄養素がたっぷり。ドレッシングにしたり、お肉や魚を焼くのに使ったり、酢の代用品として再利用できます。

レシピ4

野菜ジュースのトマトライス

野菜を使ったおかずを作るのが面倒なときに重宝するのが野菜ジュース。新鮮な野菜に比べれば失われてしまう栄養素もありますが、それでもバランスよく野菜が摂れるので野菜ジュースは心強い存在です。これだけ飲んでいれば大丈夫というものではなく、補助的に活用していきましょう。

材料

トマト系の野菜ジュース(野菜100%)/トマト/水

1 お米を研いで水を捨てる。

2 水の代わりに野菜ジュースを注ぎ、上にトマトを丸のまま置いて炊く。

3 炊きあがったらトマトを崩しながら混ぜてできあがり。

賞味期限の目安は、2日。オムライス、カレー用のライスにしたり、お肉を焼いて載せて彩り鮮やかなワンプレートご飯にしたり、活用方法は無限です。一緒にシーフードミックスを入れれば、簡単パエリアに。ニンジンジュースに代えればニンジンライスのできあがりです。好みでコンソメをいれても。

レシピ 5

キャベツのポタージュ

買っても使い切れない野菜の代表キャベツ。しなびかけたキャベツを一気に大量消費できる簡単レシピをご紹介します。

材料

キャベツ／タマネギ／牛乳／バターまたはオリーブオイル／塩／コショウ

1 キャベツとタマネギを千切りにしてバターまたはオリーブオイルで炒める。

2 しんなりしたらひたひたの水を入れて蒸し煮にする。

3 野菜がやわらかくなったらハンドミキサーにかける。

4 牛乳（または豆乳）を加えてひと煮たちさせて味付けをして完成。

ミキサーを使うのはハードルが高いように感じるかもしれませんが、慣れてしまえば野菜料理の大きな味方になってくれます。洗うのも楽なハンドミキサーがおすすめです。

キャベツのほかにも、ニンジン、カボチャ、ジャガイモ、ズッキーニなど、冷蔵庫にある野菜で同じように作れます。野菜は2～3種類を使用し、色が同系のもの、あるいは色目が悪くならないように使用します。たとえば、タマネギ、ニンジン、カボチャは同系色の合わせです。いろいろと挑戦してみてください。

お勧めは焼きなすのポタージュ。表面を軽く焼いて皮をむいてからポタージュにすると、ほんのり香ばしくておいしくできあがります。

タンパク質がフレイルを防ぐ

私たちの体を作る上で絶対に欠かすことのできないのがタンパク質です。人の体は、水分と脂質をのぞくと、ほとんどがタンパク質からできています。筋肉や骨、臓器、皮膚、爪などの主な成分もタンパク質であり、私たちの体を構成する重要な成分です。

厚生労働省は2020年から、高齢者の1日に摂取するタンパク質の必要量の目標値を引き上げることを発表しました。体重1キログラムあたり1グラム以上、65歳以上は総エネルギー量の15％から20％のタンパク質を摂取することが望ましいとしています。

タンパク質が不足すると筋肉が衰え、「サルコペニア」という全身の筋力低下が起きます。そうすると、運動機能も、認知機能も落ちていきます。そのまま放置してしまうと、**心身が老い衰えて社会性が落ち、「フレイル」という「虚弱」の状態に陥り、やがて介護が必要な段階になってしまいます。**

認知機能は低栄養によっても悪化します。低栄養を防ぐためにも、タンパク質の摂取が大切なのです。

サルコペニアや低栄養は、生活の質、いわゆるＱＯＬが下がるだけではなく、さまざまな合併症を引き起こす危険性もあるため、早期の予防、介入で発症を食い止めたり、遅らせたりすることが求められています。

心身の活力が低下し、筋肉が減少すると、外に出るのが億劫になり、社会とのつながりが減っていきます。運動量が落ちるので、お腹も減らず、さらに低栄養の状態へ突入するという負のスパイラスのために「フレイル」から抜け出せなくなってしまうのです。

そこで今高齢者に積極的にタンパク質を摂取するように、呼びかけているので

好評既刊

本を読めなくなった人のための読書論

若松英輔 著　B6判変型／184P

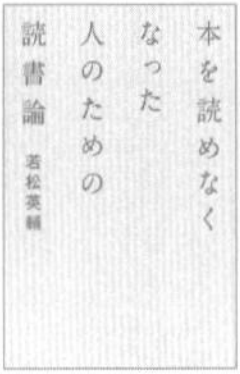

本はぜんぶ読まなくていい。たくさん読まなくていい。多読・速読を超えて、人生の言葉と「たしかに」出会うために。本読みの達人が案内する読書の方法。

1,200円＋税

歴史がおわるまえに

與那覇潤 著　四六判／392P

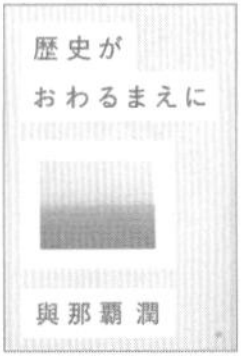

虚心に過去を省みれば、よりより政治や外国との関係を築けるはず――そうした歴史「幻想」は、どのように壊れていったか。「もう歴史に学ばない社会」の形成をたどる。

1,800円＋税

死んだらどうなるのか？

死生観をめぐる6つの哲学

伊佐敷隆弘 著　四六判／280P

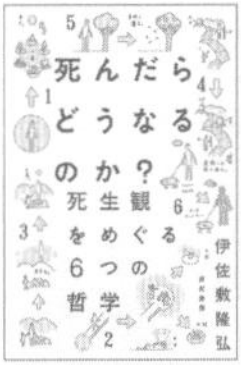

だれもが悩む問題「死後はどうなる？」を宗教・哲学・AIについての議論を横断しながら対話形式で探求する。あなたはどの死後を望みますか？　1,800円＋税

中国 古鎮をめぐり、老街をあるく

多田麻美 著　張全 写真　四六判／280P

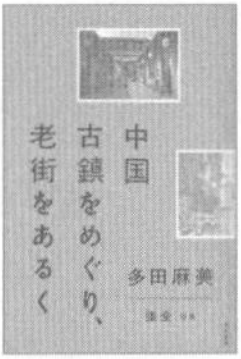

天空に浮かぶ村「窯洞」、昔日の反映を今に遺す城壁の街……。北京でも上海でもない、昔ながらの暮らし、独特な文化が残る町や村の移りゆく姿を丹念に描いた味わい深い紀行エッセイ。

1,900円＋税

黄金州の殺人鬼　凶悪犯を追いつめた執念の捜査録

ミシェル・マクナマラ 著　村井理子 訳　四六判／460P

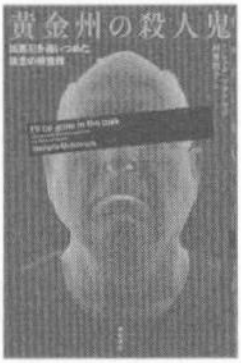

1970－80年代に米国・カリフォルニア州を震撼させた連続殺人・強姦事件。30年以上も未解決だった一連の事件の犯人を追い、独自に調査を行った女性作家による渾身の捜査録。

2,500円＋税

す。

高齢者は若い人と同じ量のタンパク質を摂取しても、吸収力、代謝が落ちているため筋肉に変えられる割合が減ってしまいます。主菜と副菜にもタンパク質を加えるようにしましょう。また、タンパク質を多く含む主菜となる食材の選択によって、栄養素のバランスが違ってきます。

たとえば「タンパク質＝肉」と考えて、むやみやたらと肉を食べるのは危険です。肉には必ず脂質が含まれており、摂るべきものと、控えるべきものがあります。

低タンパク質食にならず、かつ、さまざまな栄養素を摂れるように、タンパク質の摂り方には少しの工夫が必要ですので、ポイントごとに学んでいきましょう。

なんといっても、青魚！

タンパク質を摂取するにあたって、必要といわれるのが「良質のタンパク質」です。では何をもって「良質」ということができるのでしょうか。その前に体がタンパク質を吸収する仕組みをおさらいしておきましょう。

食べ物から摂取したタンパク質は、胃で胃酸とペプシンによって溶かされます。その後すい液の酵素や腸液内の酵素によって「アミノ酸」、またはアミノ酸が2つつながった「ジペプチド」に分解されて、小腸の粘膜に吸収されていきます。

いい換えれば、タンパク質とはアミノ酸がいくつか結合した集合体です。

人間の体を構成するタンパク質は、約10万種類もあるといわれていますが、アミノ酸は大まかに分けて20種類です。そのうちの9種類は体内で作り出すことのできない

「必須アミノ酸」と呼ばれ、必ず食べ物から摂取しなくてはなりません。

「良質のタンパク質」は、この必須アミノ酸をバランスよく含んでいる食品を指します。魚のタンパク質は必須アミノ酸を量的にも、バランス的にもよく含んでいるので、吸収や体内での利用効率のよい良質のタンパク質といえるのです。

肉類はタンパク質を多く含んでいますが、同時に脂質も多いものがあるので、種類選びに少しのコツが要ります。一方魚類は脂質が少なく、消化も良いので、積極的に摂ってほしい食材です。

また**魚の脂質に含まれる、不飽和脂肪酸のDHA（ドコサヘキサエン酸）、EPA（エイコサペンタエン酸）は、認知症予防の強い味方です。**脳の機能を高めて、記憶力の低下するスピードをゆるやかにしてくれる働きがあり、認知症を防ぐためには、ぜひとも摂りたい食材です。

このDHA、EPAを多く含むのは、背の青い青魚で、アジ、イワシ、サバなどが代表的です。また、マグロならトロの部分で、ほかにもウナギやサケなどにも多く含まれます。

魚の加工品をストックする！

認知症予防にはぜひ摂ってもらいたい魚ですが、「魚は調理が面倒」と感じている人もいるかもしれません。できれば、煮魚、酢漬や焼き魚やムニエルなど、さまざまな調理法を取り入れてほしいですが、面倒であればスーパーに売っているものを活用しましょう。

刺身は手軽においしく良質のタンパク質が摂れます。魚と一口にいっても、食材によって含まれる栄養素は異なるので、盛り合わせを選んだり、1日ごとに違う種類の魚を選んだりするようにしましょう。

そして、私がとくにお勧めするのが、**魚の缶詰あるいはレトルトパウチ**です。室温で保存できることも利点です。**青魚の栄養素を余すところなく含み、安価で手軽**なことから、どんな人にも取り入れやすい習慣だと思います。

サバの水煮、サバの味噌煮、イワシの蒲焼き、サンマの蒲焼きなど、さまざまな種類の缶詰がスーパーに並んでいます。いろいろな缶詰を買っておけば、冷蔵庫に野菜しかないときにも役に立ってくれます。

また、缶詰の場合、骨までやわらかく煮込まれているので、高齢者に不足しがちなカルシウムを摂取することができます。

厚生労働省が推奨する1日のカルシウム摂取量は女性600〜650ミリグラム、男性700〜750ミリグラムです。実際には平均値で、50〜59歳で496ミリグラム、60〜69歳で560ミリグラム、70歳以上で567ミリグラムしか摂れていないので、全体的に不足していることが分かっています。

水煮缶やツナ缶を汁ごと使って、野菜と蒸し煮にすれば、栄養素たっぷりの簡単おかずのできあがりです。

缶詰のほかにも、はんぺんやかまぼこなどの練り物も手軽にタンパク質が摂れます。魚肉ソーセージもストックしやすく、おやつ感覚で食べやすいですが、加工段階で植物性油脂などが加えられているので、量には気をつけましょう。

鶏肉はむね肉を選ぶ！

タンパク質が豊富な肉は、年齢を重ねてからも摂りたい食材ですが、部位によっては脂質が多いので、選び方が重要です。

高タンパクで、脂質が少なく、安価で手に入る食材の代表が、鶏のむね肉です。100グラムあたりのタンパク質、脂質、エネルギーをむね肉、もも肉で比べてみると次ページのとおりです（文部科学省「食品成分データベース」より）。

ご覧のとおり、**まさに「高タンパク低脂肪」**です。成人女性のタンパク質の摂取目標は約50グラムなので、鶏むね肉を1日70〜80グラム摂れば、1日に必要な量の3分の1を摂ることができます。

蒸し鶏や唐揚げ、煮物、焼物にすれば、生よりもサイズは小さくなり1回で食べきることができます。また、サラダや和物に加えてもよいでしょう。

	むね肉皮なし	むね肉皮つき	もも肉皮なし	もも肉皮つき
タンパク質	23.3g	21.3g	19g	16.6g
脂質	1.9g	5.9g	5g	14.2g
エネルギー	116kcal	145kcal	127kcal	204kcal

豚肉と牛肉は赤身を選ぶ！

牛肉や豚肉は、脂質が鶏肉のそれをはるかに超えてしまいますが、良質のタンパク質とビタミン、ミネラルを多く摂取することができる大切な食材です。あまり摂りすぎると脂質過多になってしまいますので、脂身の少ない「赤身肉」を選ぶようにしましょう。

豚肉なら赤身のかた肉、赤身のもも肉、ヒレ肉、牛肉なら、赤身のもも肉、かた肉などが、高タンパク質で、比較的脂質も抑えられます。一方、ばら肉は脂身が多く、一気にエネルギーが上がり、グラム当たりのタンパク質量も落ちてしまいます。

豚肉には、炭水化物をエネルギーに変えるのに必要なビタミンＢ１が多く含まれています。糖質を多く摂ってしまう人には欠かせません。またビタミンＢ１は、アリナミンなどの疲労回復系のドリンクやサプリに含まれていることからも分かるように、元気の出ないときにもぜひ摂りたい栄養素です。

豚の脂はおいしいと感じる方も多いと思います。豚汁や炒め物には、ばら肉と赤身を合わせて調理すると、脂質がおさえられて、おいしさも味わえます。

牛肉は、血液中で酸素を運ぶヘモグロビンの原料となる「ヘム鉄」を多く含んでいます。血液は酸素や必要な栄養を体中に送り届ける重要な存在。その生成を助けるヘム鉄も大切な栄養素で、ヘモグロビンが低下すると貧血を引き起こします。赤身の牛肉には、鉄の吸収率を上げるタンパク質が豊富に含まれているので、効果的に鉄を補給できます。

サシの細かく入った和牛肉はおいしいですが、脂肪分が多く、タンパク質を効率的に摂るのには向いていません。ランプやもも肉を選ぶか、アメリカ産やオージービーフなどの赤身部分の多いお肉を選ぶと良いでしょう。

脂身の多いお肉の場合は、しゃぶしゃぶなどにして、脂身を落とすことで脂質をある程度抑えることができます。

肉は湯せんするだけパッククッキングでやわらかく！

摂るべき肉は分かっても、「鶏むね肉はパサパサしていて、赤身肉は固い」という印象をお持ちかもしれません。しかし、むね肉も赤身肉もひと工夫で、驚くほどやわらかく、ジューシーでしっとりとした食感になります。

一番のポイントは、一気に加熱しないこと。

私がお勧めする調理法は「パッククッキング」です。

パッククッキングは、食材をポリ袋に入れて、それを鍋で湯せんして加熱するだけの調理法です。カセットコンロと鍋さえあれば作れるので、ガスや水道、電気などのライフラインが使えなくなった災害時に役立つとして最近注目が高まっています。

パッククッキングは、簡単でおいしく作れるので、普段の料理にもぜひ取り入れたいところです。調理器具を汚さないので洗い物も少なくて済み、私にとっては**究極の「ずぼら料理」**です。

レシピ 6

やわらかしっとりの蒸し鶏

鶏むね肉の優秀さは先ほどご説明しましたが、どうせならおいしく食べたいですよね。この調理法ならパサついたむね肉のイメージが一気に変わること間違いなしです。

材料

ポリ袋（スーパーに置いてある薄いものがベスト！）／鶏むね肉／酒／塩

1 鶏むね肉を常温に戻して、観音開きにして厚さを均一にしておく。
2 ポリ袋に鶏むね肉、塩、酒を入れてよく揉み込み広げておく。
3 ポリ袋の中の空気をしっかりと抜き、袋の上の方で結ぶ。（真空にしづらいときは、水を張った鍋に入れると自然と空気が上に逃げていきます）
4 大きめの鍋で水を沸騰させ、3を入れてすぐに火を止めて蓋をする。
5 50分ほど放置して完成。

むね肉は一気に加熱すると固くなってしまうので、じんわりと熱を入れることが大切です。パッククッキングでは最初に火を切って、余熱だけで調理するので、しっとりとした食感になります。

皮なしのもも肉や、ササミ肉でも同様のレシピで、おいしくてヘルシーな蒸し鶏が作れます。ぜひいろいろなバージョンを試してみてください。

レシピ7

絶品ローストビーフ

牛肉は脂質の少ない赤身を選ぶべきだとお話ししましたが、脂肪が少ない分固くなりやすいのが難点です。かたまりで買っても、ただ焼いただけでは固くて食べづらいでしょう。パッククッキングならば、ゆっくりと火を入れるので、料理店で出てくるようなやわらかくておいしいローストビーフを手軽に作ることができます。

材料

ポリ袋／牛かたまり肉（もも肉）／ニンニク／コショウ／塩

＊これも鶏肉と同じ要領で。

1日1個卵を食べる！

タンパク質と聞くと、肉や魚から摂ることを思い浮かべる方が多いかもしれませんが、実は卵は必須アミノ酸をすべて含んでおり、タンパク源の優等生といえる食材です。

ただご存知のとおり、卵はコレステロールを多く含むため、食べすぎには要注意です。

目安は1日1個。

ときにはオムライスや親子丼などで、1個以上食べてしまう日もあると思います。あまり神経質にならず、その場合は、翌日に卵は控えて別のタンパク質を摂るなど心がければ問題ありません。1週間を平均してみて、大体1日1個になるように調整しましょう。

卵のメリットは豊富なタンパク質だけではありません。**卵黄の脂質のなかに含まれる「リン脂質」の主成分「コリン」は、記憶に関係が深い神経伝達物質のアセチルコリンの基になる物質です。**アルツハイマー型認知症の患者の脳内にアセチルコリンが不足していることや、脳血管性認知症の場合、コリンの不足によって血液が固まりやすくなることなどが分かっています。

このコリンは体内でほとんど合成できないため、食事から摂取するほかありません。卵黄のリン脂質中に含まれるコリンは約85％であり、ほかの食材と比べても、非常に効率的に摂取することができるのです。

また卵黄に含まれるビオチンは、皮膚や粘膜、爪、髪の健康維持に深くかかわっているビタミンの一種で、見た目からの若返りが期待できる栄養素です。

一方、卵白にはアビジンというタンパク質が含まれていますが、生の状態ではビオチンと結合して、せっかく摂取したビオチンの吸収を阻害してしまうという難点があります。ビオチンはほかの食材からも摂取できるので、あまり神経質になる必要はありませんが、卵の栄養素を余すところなく摂取したいのであれば、**黄身は半生、白身**

は白く色づいた状態で食すのが理想的です。

生卵の卵かけご飯もおいしいですが、効率よく栄養を摂取するならば、ポーチドエッグや温泉卵がお勧めです。

沸騰したお湯（５００ミリリットル）に水（１５０ミリリットル）を入れて、常温に戻した卵2〜3個を入れて、蓋をして火を止めて、15分。

白身は適度なやわらかさに固まり、黄身はトロリとした半生の状態のおいしい温泉卵ができあがります。

またお酒を飲む人にお勧めなのが、黄身の味噌漬けです。

タッパに味噌を敷き詰め、くぼみを作り、そこに黄身をのせるだけ。2日〜3日ほど冷蔵庫で保存すれば、味噌のうまみを吸い込んでとろりと固まった飴色のおいしい黄身の味噌漬けができあがります。そのままおつまみにするのもよし、ご飯にのせて食べてもよし。使わなかった白身は、お味噌汁に入れれば無駄がありません。

栄養素満点の卵の摂り方は無限大です。

今日は何を作ろうかとワクワクしながら考えるのも、脳を生き生きと若返らせてくれる大切な習慣です。

大豆を味方につける！

重要なタンパク源として忘れてはならないのが、大豆などの豆類です。古くから日本人に親しまれてきた大豆は、「畑の肉」という異名を持つほど、肉にも負けず劣らないタンパク質を含んでいます。

タンパク質と一口にいっても、肉などの動物性タンパク質と、大豆などの植物性タンパク質は違いがあり、それぞれ長所と短所があります。ご説明したとおり、動物性タンパク質は、食べすぎると脂質の過剰摂取につながりかねません。

一方植物性の食材だけでタンパク質を摂ろうとすると、肉ほどはタンパク質が含まれていないので不足しがちです。また大豆の鉄分は肉よりも吸収率が下がるため、**ビ**

タミンCを一緒に食べることを意識するとよいでしょう。ベジタリアンでない限りは、動物性と植物性のタンパク質をバランスよく摂取することが望ましいといえます。

日本はありがたいことに、大豆を使った料理が豊富で自然と摂取することができます。味噌汁、豆腐、納豆、枝豆、豆乳など、大豆は毎日食卓に並ぶ食事に使われています。

最近では、大豆を原料としながら肉のような見た目と食感が味わえる大豆ミートという商品もあります。大豆からタンパク質を取り出して繊維状にして肉のようにした加工品なので、肉以上のタンパク質が低カロリーで摂取でき、ヘルシー志向の人たちを中心に人気です。

大豆を摂取するメリットはタンパク質だけではありません。

大豆に含まれる「大豆イソフラボン」は抗酸化作用を持つファイトケミカルの一種で、がん予防、コレステロール値の低下、骨粗しょう症予防などの効果が期待できます。女性ホルモンのエストロゲンと似たような働きをするため、乳がんの発生率を上げるのではないかと一時期いわれましたが、その後むしろ味噌汁を毎日飲んだ女性の乳がん発生率が低下したという研究報告（https://epi.ncc.go.jp/jphc/outcome/258.html）が出ました。過剰摂取は問題ですが、毎日味噌汁や豆腐を食べることを心配する必要はないでしょう。普段から食事で大豆を多く摂れている女性は、豆乳やサプリメントでイソフラボンを補う必要はありません。

また**植物性タンパク質を摂る場合、豆類に次いで優秀なのがナッツ類**です。日本人に不足しがちなミネラルやビタミンEやオレイン酸を豊富に含み、生活習慣病の予防が期待できます。高カロリーで脂質も高いので、適量の摂取を心がけましょう。

そんな高タンパクの大豆とナッツを一度においしく効率よく摂れるお勧めのレシピをご紹介しましょう。

レシピ 8

豆腐スムージー

材料　絹ごし豆腐／野菜／フルーツ／ナッツ類(アーモンド・カシューナッツなど)

1　材料をミキサーに入れて合わせるだけです。

赤い野菜なら——パプリカ＋バナナ、青い野菜なら——茹でたブロッコリー＋キュウイなどです。ぜひ試してみましょう。絹ごし豆腐には水分があるので、水や牛乳をいれるかわりに使っています。

タンパク質を毎食摂る！

　タンパク質の働きは筋肉や臓器の構成だけではありません。酵素やホルモンとして代謝や体の機能を調節したり、酸素を運ぶヘモグロビンなどのように細胞内で物質の輸送を担ったり、免疫力を維持したりと、その働きは多岐にわたります。人間が生きる上で欠かすことのできない生命活動を、さまざまな種類のタンパク質が担っているのです。

　食事から十分なタンパク質が摂取できていれば、前述のような働きが正常に機能し、人間は「健康な」状態を保つことができます。しかし、必要とされるタンパク質が不足すると、生きようとする体は、みずからの体を削って働こうとします。体にとって必要なタンパク質が体内から奪われていき、筋力、免疫力、臓器の機能が低下していくのです。

不摂生が続いてまともな食事が摂れずに、体の不調を感じたことはありませんか。タンパク質はアミノ酸で合成されているので、通常の食事をしている限りアミノ酸が不足することはありません。しかし**高齢になり、タンパク質の摂取不足が日常的となると、体のなかではアミノ酸の濃度が下がって、さまざまな不具合が起こっていくの**です。

そうならないために、体内のアミノ酸の濃度をある程度一定に保つことが望ましいといえます。一気に摂るのはたいへんなので、朝昼晩の三食を摂ること、そして必ずタンパク質を取り入れることが重要です。

たとえば、朝食をパンとコーヒーで済ませた場合、パンのほかに卵やハムなどを足したり、和食ならおにぎりに味噌汁や納豆を追加したりするだけで、体内のアミノ酸濃度を上げておくことができるのです。

激しく体を動かすアスリートは、運動による筋肉の分解を防ぎ、タンパク質の合成を促すためにタンパク質を多く摂取します。運動後にプロテインなどを飲んで、運動で使われたアミノ酸を補給しているのです。アスリートに限らず、運動をしたあとは、タンパク質の高い食事で補うことが大切です。

自分の朝昼晩の食事の内容を振り返って、きちんと毎食タンパク質が含まれているかどうか確認してみましょう。そうめんやうどんのように炭水化物だけになりがちな食事も、ササミ肉をさいて入れたり、卵を落としたり、肉そぼろをかけたり、意識次第で手軽にタンパク質を摂ることができます。

努力しないで塩分を減らす

脳血管性認知症は、生活習慣から引き起こされる病気と関連が強く、それらの予防や治療は、間接的な認知症予防となります。その際に最も注意しなければならないのが、塩分です。高塩分食にならないように心がけなくてはなりません。

厚生労働省が出している日本人のナトリウム（食塩相当量）摂取の目標値は、男性で1日7・5グラム未満、女性で6・5グラム未満、高血圧や腎臓病の重症化予防のためには、6・0グラム未満とされています。

しかし現状では成人1日あたりの平均摂取量は約10グラム以上と目標値を上回っています。

また、世界保健機関（ＷＨＯ）が推奨する目標摂取量は、1日あたり5グラムなので、日本は目標とする数値自体が高めです。諸外国が定めている目標値と比べてみても同じように日本が高い数値となっています。

ナトリウムは人の体にとって欠かせないミネラルのひとつで、体内の水分量を適切に調節したり、神経や筋肉の機能を調整したりする働きを担っています。激しい運動や炎天下などで大量の汗をかいた場合に不足すると、筋肉のけいれんが起きたり、血圧が下がりすぎたりします。

しかし通常の場合、心配すべきは不足よりも過剰摂取です。

ナトリウムを摂りすぎると、血管のなかのナトリウム濃度が高くなり、体はそれを適正な濃度に薄めようとするため、細胞内の水分が血液中に移動し血流量が増えることになります。血流量、つまり血圧が上がるので、高血圧や手足のむくみの原因になります。ナトリウム濃度の高い状態が続けば、血管壁が攻撃されて動脈硬化をはじめとするさまざまな血管障害につながっていきます。

体の中に入った塩分は、そのほとんどが腎臓から排泄されますが、腎臓は血液がもっとも多く通る臓器です。腎臓で老廃物をろ過して、尿として排泄し、きれいな血液を心臓に戻しています。塩分を多く摂取し、高血圧の状態が続けば、腎臓の機能も低下して、慢性腎臓病へと発展してしまう危険性があるのです。

血管と腎臓を健康に保ち、きれいな血液を全身にめぐらせることで、さまざまな疾患を予防できます。血液は当然脳にも流れているので、脳梗塞や脳出血などによって発症する認知症、つまりは脳血管性認知症を防ぐことにもなります。

認知症予防を考え始めた人は、まず減塩です。

和食を疑う！

日本人の塩分摂取量が世界的に見て多いと聞くと意外な印象を受けるかもしれません。

四季折々の季節感、彩りや器の美しさ、食材の豊富さなどを特徴とする和食はユネスコ無形文化遺産に登録され、その価値が世界中から評価されています。

一方で**和食は、栄養学の立場から分析すると、非常に塩分が高い食事だといえます。**たとえば典型的な朝定食（焼き魚、納豆、梅干し、味噌汁、漬物、ご飯）の場合、これだけで塩分を4から5グラムも摂取しているのです。1日の目標が6・5〜7・5グラム未満なので、朝から塩分を摂りすぎてしまい、1日を通せば目標値を軽くオーバーしてしまいます。

和食はご飯を主食として、主菜、副菜、汁物、漬物などがともに出されます。ご飯に合うことが念頭に置かれているので、おかずは自然と濃い味付けになります。和食はうま味をいかした調理法といわれますが、実際は煮物など調味料に頼った料理が多く、知らず知らずのうちに塩分を摂取しているのです。

和食を中心とした食事をしている人は、塩分過剰と自分は無縁だと感じているかもしれませんが、塩分過剰になりやすいので、そのことを意識し、日々の摂取量に気をつけましょう。

まずは「和食なら大丈夫」の勘違いから脱却することが大切です。

自分の塩分摂取量を知る！

減塩の第一歩はまず、自分が普段の食事で摂取している塩分量を知ること。

自分の食習慣のなかから減塩できる部分を見つけ出していきましょう。

平均的な日本人の1日の例を出します。

朝――ご飯、納豆（0・5g）／焼き魚（1・0g）／味噌汁（1・2g）＝2・3g
昼――ハンバーグ定食＝3・5g
夜――カレーライス（3・0g）／漬物（1・0g）／味噌汁（1・2g）＝5・2g
▽合計11・2g／日

あくまで一般的な食事メニューで試算しましたが、それでも11・2グラムと、目標値から4グラムほどオーバーしています。昼はコンビニのカップラーメンを食べて、夜に外食をして味の濃いおつまみを食べているような人は、これよりもはるかに塩分を多く摂取しているのです。普段の食生活を見直して、不必要に塩分を摂りすぎていないか、今一度考えてみましょう。

また塩は、原塩を溶解し精製した、塩化ナトリウムが99・5%以上の精製塩と、ミネラル分を多く残した天然塩に分けられます。後者の天然塩に含まれるマグネシウムには整腸作用もあり、ほのかな甘みも感じられます。同じ塩を使うのであれば、天然塩を選んで、上手に減塩を心がけましょう。

薄味に慣れる！

減塩食と聞くと、味気のない食事を思い浮かべるかもしれませんが、おいしいと感じる塩分加減は慣れ次第で変えていくことができます。最初は違和感を抱いても、だんだんと食べ慣れていき、それが自分にとって「ちょうどいい味」になっていくのです。

私は栄養管理士として長い間、病院に勤務し、高血圧で入院してきた患者さんの食事メニューを考えていました。

高血圧の方は大抵濃い味を好むので、入院当初は大変です。気の強い患者さんは私たちを病室に呼びつけて、「なんだこの味のしない食事は！」と叱りつけるのです。

家や外食で好きなだけ濃い味を食べてきた人にとって、確かに病院食は味気ないものに感じるかもしれません。ご不満は黙って聞き入れますが、その後も同様の塩分量で食事を出し続けていました。

数日ほど経ってから、その患者さんとお会いすると、

「栄養士さん、ありがとう。僕好みの味付けにしてくれたんでしょ」

というのです。ところが叱責を受けた日から、食事の塩分量は一切変えていません。塩分量は変わっていないのに、毎食食べているうちに、患者さんは味に慣れ「僕好み」の味だと感じるようになっていたのです。

自分が作る食事を食べる場合はだませませんが、家族に食事を出すときは、そのように知らず知らずのうちに味に慣れさせていくというのもひとつの手です。

自炊の場合は自分の脳をだましていくように、少しずつ慣らしていくことが大切です。毎日食べるものから塩分量を減らしていくとやりやすいでしょう。たとえば**味噌汁を毎日飲む人なら、味噌を少し減らしたり、顆粒のだしをやめて本当のだしにしたり、納豆を食べる人ならタレの量を半量にしたり**と、自分の始めやすいやり方でいい

と思います。

また何も考えずにいろいろな料理にしょう油をかけてしまう人は、その習慣をやめるだけで大きな減塩になります。少しずつ薄い味に慣れていくように、心がけましょう。

食べる人が足せる味付けにする！

肉じゃがなどの煮物は、しょう油、みりん、砂糖などで味付けをしますが、全体的にまんべんなく味がいきわたり、どのように食べても同じ味わいが楽しめるように調理します。

しかし塩分を抑えることを考えるならば、調理の時点ではあまり塩分を加えず下味程度にし、口にする直前に一滴だけしょう油をたらす調理方法にすると減塩につながります。

たとえば、ほうれん草のおひたしなら、塩分の強いしょう油とだし汁をかけてひたすのではなく、だし汁だけをかけて、塩味が足りないと感じたら小皿に出したしょう油に少しつけて食べると一口あたりの塩分量を抑えられます。卵焼きも、卵自体に濃い味をつけて混ぜるのではなく、最低限の味付けに留めて、あとでしょう油をつけるとよいでしょう。

料理を提供するまでに味付けをし過ぎずに、食べる人が少し足せる余裕を残しておくことがポイントです。とくに味加減をみないでしょう油をかける癖のある人に出す場合は、調理時点での塩分量を控えることが大切です。

また干物や塩漬けの魚は非常に塩分が高く、塩鮭なら甘口でも2グラム、辛口では5グラムの塩分を含んでいます。毎日焼き魚を食べている人は、ときには素焼きにしたり、刺身にしたりして、減塩を心がけるとよいでしょう。

酸味を愛する!

減塩が体にいいと分かっていても、おいしくなければ続きません。食事はおいしく、楽しく、心も体も喜ばせながら味わうのが一番だと思います。そこで、塩分を減らすことを意識し始めたら、ぜひ取り入れていただきたい習慣が「酸味の活用」です。

酸味には塩味を増強する効果があり、酢を隠し味程度に入れただけでも、舌が求める塩分量を減らせることが分かっています。塩分を減らして物足りなさを感じる場合は、酸味がそれを補って満足する味にさせてくれるのです。

和食で酢っぱいものといえば、酢のものしか思い浮かばないかもしれませんが、意外とどんな食事にも酸味は合います。

たとえばお刺身にレモンやかぼす、ゆずなどの柑橘類を絞れば、素材の旨みを感じます。塩をほんの少し振るだけでおいしく食べられ、しょう油をべったりつけるよりも減塩になります。

酸味を楽しみながら味わうために、ぜひ作っていただきたいのが、自家製果実酢です。レモン、かぼす、すだちなどの柑橘類をよく洗って薄くスライスし、保存容器に、氷砂糖、柑橘類、酢（りんご酢、米酢、黒酢など）の順番で入れるだけ。分量は好みですが、ほぼ同量で。常温で7日程度すると氷砂糖が溶けるので、それで完成です。

レモンは料理に使いやすいのでお勧めですが、果実はミカンやモモなど好きなもので構いません。そのまま水やソーダ水と割って飲んでもおいしいですし、ドレッシングやしょう油と合わせて自家製ポン酢にすることもできます。

肉を焼いたときの調味料として使えば、しょう油や塩を減らしてもおいしいソースができあがります。

酢は減塩の強い味方であると同時に、体にうれしいさまざまな効能を持っています。

酢に含まれる酢酸やクエン酸、アミノ酸は、疲労回復を助け、エネルギーを効率的に生み出しやすくしてくれます。

また、腸のぜん動運動を促して腸内の悪玉菌を減らして、善玉菌を増やしてくれます。腸内環境の重要性は前述のとおり、認知症予防に欠かせない要素です。

ほかにも、内臓脂肪の軽減、高血圧の抑制、血中脂質低下、大腸がん予防などの効果が期待でき、酢は減塩の目的だけでなくても、ぜひ食生活に取り入れてほしい調味料です。

またポン酢は減塩しょう油と同じ程度の塩分量なので、もうひと味ほしいときには、ポン酢を活用するのもよいでしょう。酸味とうま味のバランスがよく、たくさんかけなくても満足のできる味になります。

香りを生かす！

酸味と合わせて活用したいのが、「香り」です。

ショウガ、シソ、みょうが、ニンニク、ネギ、山椒などの香味野菜は、その独特の**香りや風味で、減らした塩分の物足りなさを補ってくれます。**少量の塩分でもおいしく楽しめるように、自分好みの薬味を常備しておくとよいでしょう。

またカレー粉は香りが強く食欲を促進してくれます。いつもの肉料理や魚料理にプラスしたり、ポテトサラダに入れたりしても味が引き立っておいしくなります。

香りのなかでも、ひと手間で大きく変化をつけられるのが、「香ばしさ」です。

焼きなすに代表されるように、表面を軽く焦がして香ばしくした料理は、それだけで強い風味を感じられ、調味料をむやみに足さなくてもおいしく食べられます。生の野菜だとどうしてもドレッシングをたくさんかけてしまう人は、野菜に焼き色をつけて、好みのポン酢をかけて温野菜サラダにしてみてもいいでしょう。

そして減塩のコツとして忘れてはならないのが「だし」です。

昆布やかつおからとっただしは、香り高く、うまみをたっぷり含んでいます。減塩をするならばぜひきちんとだしをとってほしいと思います。毎度だしをとるのが面倒ならば、一度に大量のだしをとっておき、製氷皿に入れて凍らせておくと少量ずつ必要なときに使えます。おひたしのように少量のだしがほしいときに活躍してくれます。

カリウムを摂る！

減塩の味に慣れていくことと、あわせて推奨したいのがカリウムの摂取です。**カリウムには余分な塩分や水分を尿と一緒に排泄し、血圧の上昇を抑える効果があります。**摂ってしまった塩分を体外に出してくれる心強い存在です。

カリウムを多く含む食品には、野菜、イモ類、豆類、わかめなどの海藻類、バナナ、スイカなどがあります。通常なら過剰摂取を気にする必要はありませんが、腎臓の機能が低下している方の中には、カリウムがうまく排出されずに高カリウム血症になる可能性があるので注意が必要です。腎臓疾患のある人は、かかりつけ医の指示に従ってください。

カリウムは水溶性なので、水にさらしたり茹でたりすると栄養素が溶け出してしまいます。生で食べたり、蒸したり、電子レンジを使用したりすると、比較的カリウムが損なわれずに調理することができます。

長寿の県として首位を保持する長野県の例も注目に値します。

もともと長野県は海のない地形で、野沢菜などの漬物が有名なことからも分かるように、保存のきく塩分の高い食品を食べるのが特徴でした。そのためか、かつては長寿県のランキング外で、塩分過多が原因となりうる疾患、脳卒中の死亡率で、全国ワースト1位だったのです。

そこから県が主体となって減塩の呼びかけが行われ、現在では長寿県として1位を取るまでになりました。しかし、塩分の摂取量の多さはいまだにワースト2位で、それが課題として続いています。

一方、長野県が首位を誇るもうひとつが「野菜を多く摂る県ランキング」です。野菜の目標摂取量である1日350グラムを、男女ともにクリアしているのは全都道府県のなかで長野県だけなのです。

塩分量が多いことはあまり褒められませんが、たっぷりの野菜を摂る食生活が、有効に働いてバランスをとっていると考えられます。

まずは減塩を念頭に置きながら、カリウムの多い食材を上手に取り入れることで、楽しく、無理のない食の改善ができるでしょう。

健康的にアルコールをたしなむ

大量の飲酒は認知症のリスク因子のひとつです。**アルコールの飲みすぎは、脳萎縮を引き起こし認知症になるリスクを高めることが分かっています。**

しかし逆にいえば、アルコールを起因とした認知症いわゆるアルコール性認知症は、酒量を減らせば防げるので、普段から大量の飲酒を繰り返している人は、早期に対策をすれば今からでも遅くはありません。

厚生労働省が出している節度ある1日のアルコール摂取量は、純アルコールで20グラム。ビールならロング缶1本、日本酒は1合、ワインはグラス2杯、焼酎

（25度）はグラス2分の1杯の計算です。

アルコールの分解は、高齢になればなるほど衰えていくので、高齢者はこの基準を超えてはなりません。自分の生活を省みて、飲酒量が多いと感じる場合は、節酒を心がけましょう。

またアルコールの分解にはおよそ24時間かかります。毎日飲むと、肝臓は働き続けなければならず、疲弊していつかは使えない肝臓になってしまいます。1週間に1日は休肝日をもうけて、疲れている肝臓を休ませるようにしましょう。

大量の飲酒はアルコール性認知症の直接的な原因となりますが、節度ある飲酒（少量ないしは中等量）は、認知症の危険性には関係しない、または予防する可能性があることが報告されています。適量の飲酒は認知症予防につながる可能性を示唆しています。

しかし、今まで飲酒の習慣がない人に飲酒を勧めるものではありません。飲まなかった人が適量を飲んで認知病が予防できたというデータはないのです。

高齢だからといって、健康のためにすべての愉しみを断ってしまうのでは意味がありません。お酒が好きならば、その「好き」を楽しく長く続けられるように、意識していけばいいのです。

適量をたしなむ！

大量の飲酒と長期にわたる多量の飲酒が認知症のリスクを高めることは分かっていますが、一方で、少量を飲む人の方が、まったく飲まない人よりも認知症のリスクが低いという報告があります。

この結果をどのように捉えるかは、研究者のあいだでも意見が分かれるところですが、「酒に飲まれず」に、「適量の酒をたしなむ」人には、自制心が備わっており、同時に高い社会性があるからだと私は考えています。

楽しいお酒は、コミュニケーションがスムーズになるなど、明日への活力となる飲み方ができてこそです。

おいしいお酒を片手に、気の置けない仲間たちと、楽しい会話を弾ませることは、それだけで脳を活性化させてくれます。話す、笑う、考える、思い出す。社交の場にともなうさまざまアクションが、脳をメキメキと刺激してくれるのです。

記憶を失うほどの深酒は厳禁ですが、楽しむ程度であれば、きちんと休肝日をもうけているかぎりは、むしろプラスの効果があるのかもしれません。

まったく飲まない人より、飲む人のほうが認知症になりにくいという結果は、アルコール自体が脳にプラスの要素をもたらしたというわけではないでしょう。そのような社交の場に出向いたり、人と楽しく話したりする機会を持っている人のほうが、全体的に見れば、脳にとってプラスの生活をしているということの現れなのだと思います。

なので、今あえて下戸の人ががんばって1日1杯は飲もうなどとは思わないでください。ソフトドリンク片手に楽しめるならば、それほどいいことはありません。

認知症の発症リスクに「孤独」があげられます。

家に引きこもり、誰とも話さずに、刺激のない毎日を送ることは、1杯のアルコールよりもよっぽど危険です。孤独にならないように、酒の席に限らず、自分の楽しいコミュニティを持っておくことが認知症予防には有効です。

つまみを食べる！

摂取したアルコールは20％が胃で、80％が小腸で吸収され、その後おもに肝臓で分解されていきます。吸収の時間は胃のほうが速く、小腸ではゆっくりと吸収されます。

空腹時に飲酒をして、酔いがまわるのが速かったり、胃に不快感を覚えたりした経験がある方もいることとしょう。胃に何もない状態で飲酒をすると、アルコールが胃粘膜に直接ダメージを与えながら、そのまま小腸に流れ込むので、アルコールの吸収が速くなるのです。

アルコール血中濃度の急激な上昇を防ぐためには、食事やつまみと一緒にゆっくりと飲酒をすることが大切です。次項でも詳しく説明しますが、アルコールの濃度が濃い物は薄めるか、または水と一緒に飲みます。アルコールが胃に留まる時間が延び、そのぶん吸収がゆるやかに行われます。

「楽しいお酒は、食事と一緒に」が鉄則です。

そして、一緒に食べるおつまみの内容にも気を配ると、代謝が促進されて、翌朝二日酔いになることを防げます。

アルコールは肝臓で分解されて有害物質であるアセトアルデヒドになり、さらに酢酸に分解されて、分解しきれない一部が尿や汗となって体外に出されます。アセトアルデヒドは悪酔いの吐き気や頭痛の原因となる物質で、これを分解する能力については個人差があります。

アルコールの分解には肝臓の細胞の代謝が深くかかわっていますが、肝臓の細胞の再合成を助けてくれるのがタンパク質です。タンパク質をきちんと摂っていると、アセトアルデヒドの量が増えにくい傾向があることが分かっています。

またアルコールの分解の過程で多く消費されるのがビタミンＢ１です。分解に欠かせないビタミンＢ１を同時に摂ることで体の負担を軽減することができます。

昔から手軽なつまみとして親しまれている枝豆は、タンパク質とビタミンＢ１をともに豊富に含んでいるので、酒のおともにぴったりです。また塩分の排出を促してくれるカリウムも豊富なので、つい味の濃い食事になりやすい飲酒時に最適なパートナーといえます。

適量を心がけながら、高タンパク、高ビタミンの食材を意識して一緒に食べるようにしましょう。

また、タンパク質は吸収に時間がかかるので、食事を先に済ませたり、吸収の早いアミノ酸系のサプリを活用したりするのも有効です。

アルコール血中濃度を上げない！

アルコールの分解も大切ですが、そもそも飲みすぎないことが重要です。

お酒の席が好きで、できれば長い時間楽しみたい人は、ついつい酒量が増えて飲みすぎてしまいがちです。長くゆっくりと会話を楽しみたいときは、アルコールの血中濃度に気をつけましょう。

たとえばビールやサワーよりも、ワインや日本酒、ウイスキーのロックなどは、一口のアルコール度が高いので、同じペースで飲み続けていると一気に体内のアルコール濃度が上がり、体に大きな負担を強いることになってしまいます。**アルコール度の高いお酒を飲むときは、必ずチェイサーのお水を一緒に飲むようにしましょう。**

また、ワインが好きならば、サングリアもお勧めです。

スペインの代表的なカクテルで、ワインに好みのフルーツとハーブを入れて、はちみつや砂糖やジュースなどで味を整えたら完成です。見た目も華やかですし、氷やフルーツなどで、アルコール濃度が抑えられるので、ワインの味わいを楽しみながらも、ゆっくりと楽しむことができます。

赤ワインには抗酸化作用のあるポリフェノールが含まれているので、適量の摂取はむしろ健康に良いともいわれています。赤ワインにベリーやオレンジなどを入れるのが主流ですが、白ワインにレモンやグレープフルーツなどの柑橘系のフルーツを入れてサイダーで割ると爽やかなカクテルが作れます。

ほかにも、ウイスキーが好きなら水割りやハイボールにしたり、ビールもアルコール濃度の低いレッドアイ（ビールをトマトジュースで割ったカクテル）に代えたりして、「ほろよい」をゆっくりと楽しめるようにしましょう。

自家製果実シロップを作る！

普段からたくさん飲酒をしている人は、お酒とのつき合い方を根本的に変える必要があるでしょう。**大人は「酔うこと」を目的とした飲み方よりも、「楽しむこと」を目的にしたい**ものです。

私もお酒は好きで、自宅に親しい友人を招いて、自家製の果実酒や、自家製シロップで作ったオリジナルカクテルをふるまうことを楽しんでいます。その季節ごとに、安くなっているフルーツを買ってきて、氷砂糖と一緒に漬けておけば、自家製果実シロップの完成。目安はフルーツ10に対して氷砂糖が7です。

桃やイチゴなどをはじめ、グレープフルーツ、すだち、かぼす、レモン、梅、びわ、変わり種では、新ショウガでシロップなど、そのバリエーションは無限大に広がります。

作ったシロップと、好きなアルコール（焼酎、リキュールなど）を炭酸水で割れば、立派なオリジナルカクテルの完成です。果実も一緒に入れれば、見た目も華やかになります。

何杯も飲むよりも、1杯のおいしさや美しさを味わうほうが、年を重ねた大人には楽しい飲み方ではないでしょうか。

また、おいしい果実シロップを作っておけば、普段はアルコールを入れない「ノンアルカクテル」を楽しむこともできます。お酒は友人との楽しみにとっておき、ひとりのときはゆっくりと、果実の甘みを感じながら味わう。私にとっては、酔うことよりも贅沢な至福の時間です。

健康的なおつまみを極める！

アルコールとの上手なつき合い方が分かってきたところで、おいしくて体にもうれしい簡単おつまみレシピを紹介します。

レシピ

9 ただ焼くだけ

厚揚げ
シイタケ

▽厚揚げを焼いてショウガしょう油をかける。
▽シイタケのかさの部分に、マヨネーズとチーズ（味噌とチーズでも）を乗せて焼く。好みで七味を。

厚揚げやチーズでタンパク質が摂れました。

レシピ 10 のせるだけ

中華冷奴▽絹ごし豆腐にザーサイ、ネギのみじん切りとごま油としょう油を混ぜてのせる。

アボカドサラダ▽スライスしたアボカドにゆで卵を切ってのせ、塩、コショウをふる。好みでマヨネーズをつける。

豆腐、ゆで卵にはタンパク質があり、ごま油やアボカドには良質な脂質が含まれています。いずれも単一の食材ではなく複数を摂ることが大切です。またアボカドにはビタミンEが多く含まれます。

賢く活用して、脂質を摂る

脂質異常症のある方は、ない方に比べて脳血管性認知症の発症率が高いということが分かってきました。脂質異常症の改善には､脂を控えることが重要ですが、認知症の予防には有用な脂もあります。脂質をバランスよく摂るための方法をこの章ではお伝えします。

脂質は、タンパク質、糖質と並ぶ三大栄養素のひとつで、人間の体にとって欠かせない栄養素です。しかし脂質の摂りすぎは、肥満や脂質異常症を引き起こす危険性があります。

一方で高齢になるとあまり食べられなくなり、脂質の摂取量が不足すると、エ

ネルギーが足らずに疲れやすくなったり、抵抗力が低下したりする場合がありま
す。脂質は重要なエネルギーであると同時に、皮下脂肪として臓器や体を守る働
きや細胞膜やホルモンなどの材料でもあります。また脳の神経の成分の6割は脂
質です。極端に敬遠すると逆に体や脳の不調を引き起こす可能性があることも覚
えておきましょう。

とはいえ脂質は普段の食事から十分に摂取することができ、むしろ食の欧米化で、摂りすぎる傾向にあります。**脂肪の種類をそれぞれ覚えて適切な脂質コントロールをしていくことが必要です。**量を増やすのではなく、中身を考えるようにしていきましょう。

脂肪はエネルギーが高いことを忘れずに、さまざまな種類の脂質をバランスよく適度に摂取することを心がけてください。

動物性の脂肪は控える！

脂質の主要な構成要素である脂肪酸は大きく分けて、「飽和脂肪酸」と「不飽和脂肪酸」に分けられます。

飽和脂肪酸は常温で固体のものが多く、バターや肉の脂身など動物性脂肪に多く含まれる脂肪酸です。この飽和脂肪酸を摂り過ぎると、血液中にコレステロールが増えて血液の流れが悪くなり、動脈硬化や心疾患を引き起こす危険性があります。基本的には動物性の脂肪の過剰な摂取は控えましょう。

一方、不飽和脂肪酸は常温では液体で、植物や魚の油に多く含まれる脂肪酸です。不飽和脂肪酸はさらに、一価不飽和脂肪酸と多価不飽和脂肪酸に分けられます。

一価不飽和脂肪酸の代表、オレイン酸は食卓でもすっかり定番となったオリーブオイルに多く含まれています。血液中の悪玉コレステロール値を低下させる働きがあり、数十年ほど前から注目が集まっています。

また不飽和脂肪酸は酸化して過酸化脂質になりやすいという欠点がありますが、オレイン酸はこの過酸化脂質を作りにくいとされており、調理にも安心して使えるという長所があります。

多価不飽和脂肪酸にはn-6系脂肪酸とn-3系脂肪酸などがあります。

n-6系の代表リノール酸は植物性油に多く含まれ、悪玉コレステロールを下げる働きがありますが、摂りすぎると同時に善玉コレステロールまで低下させてしまうといわれています。菓子やパンなどに含まれているため、知らず知らずのうちに摂取過多になる可能性があります。調理の際は、植物性油を精製したサラダ油をときにオリーブオイルに代えるなどして、バランスをとるとよいでしょう。

n-3系はエゴマ油や亜麻仁油などに含まれるα-リノレン酸のほか、魚の油に豊富なEPAとDHAなどがあります。これらはいずれも、体内で合成されず食物からの摂取が必要な必須脂肪酸です。

飽和脂肪酸やリノール酸の摂取が過剰にならないように気を付ける必要があります

脂肪酸の種類			主な脂肪酸	代表的な食品
飽和脂肪酸	短鎖		酪酸	バター
	中鎖		ラウリン酸	ココナッツオイル
	長鎖		パルチンミ酸等	動物性油脂、植物性油脂
不飽和脂肪酸	一価不飽和脂肪酸		オレイン酸	オリーブオイル、菜種油
	多価不飽和脂肪酸	n-6系	リノール酸	大豆油、コーン油
			γーリノレン酸	月見草油
			アラキドン酸	卵、肉、魚類
		n-3系	αーリノレン酸	亜麻仁油、エゴマ油
			EPA	青魚、魚油
			DHA	青魚、魚油

が、n-3系脂肪酸は動脈硬化予防、アレルギー改善、脳の機能向上などさまざまな効果が期待できます。積極的に摂取したいところですが、ほかの脂肪酸と同じくエネルギーは高いので、摂りすぎには注意が必要です。

脂肪酸のなかにもさまざまな種類があるので、**それぞれの特徴をおさえて、バランスよく摂取する**ようにしましょう。

地中海料理を見習う！

イタリアやギリシャなど地中海沿いにある

国の人々は比較的脂肪分の多い食生活をしているにもかかわらず、血中コレステロール値が低く、心筋梗塞や脳卒中の発症リスクが低いという研究報告が数多くあがっています。そのほかにも、うつ病や、認知障害、アルツハイマー病などが減少したという報告もあり、認知症を考えるうえでは見過ごすことのできない有力なデータです。

地中海料理は新鮮な野菜や魚介類をメインとし、料理にナッツや豆類とオリーブオイルが多く使われます。

地中海式食事法を図で表した「地中海ピラミッド」（次ページ）を見てください。下から上がるにつれて摂取量を減らすべきもので、下部に描かれてある全粒粉、野菜、果物、オリーブオイル、豆、ナッツ類は毎日食べるもの、魚、鶏肉、卵、乳製品は週に数回食べるもの、牛肉や豚肉、デザートは月に数回食べるものと分けられています。

このなかでもやはり注目したいのは、野菜とオリーブオイルの存在です。

地中海料理は油の摂取量は決して少なくないものの、おもにオリーブオイルを使っています。先に説明したとおり**不飽和脂肪酸のオリーブオイルは、善玉コレステロー**

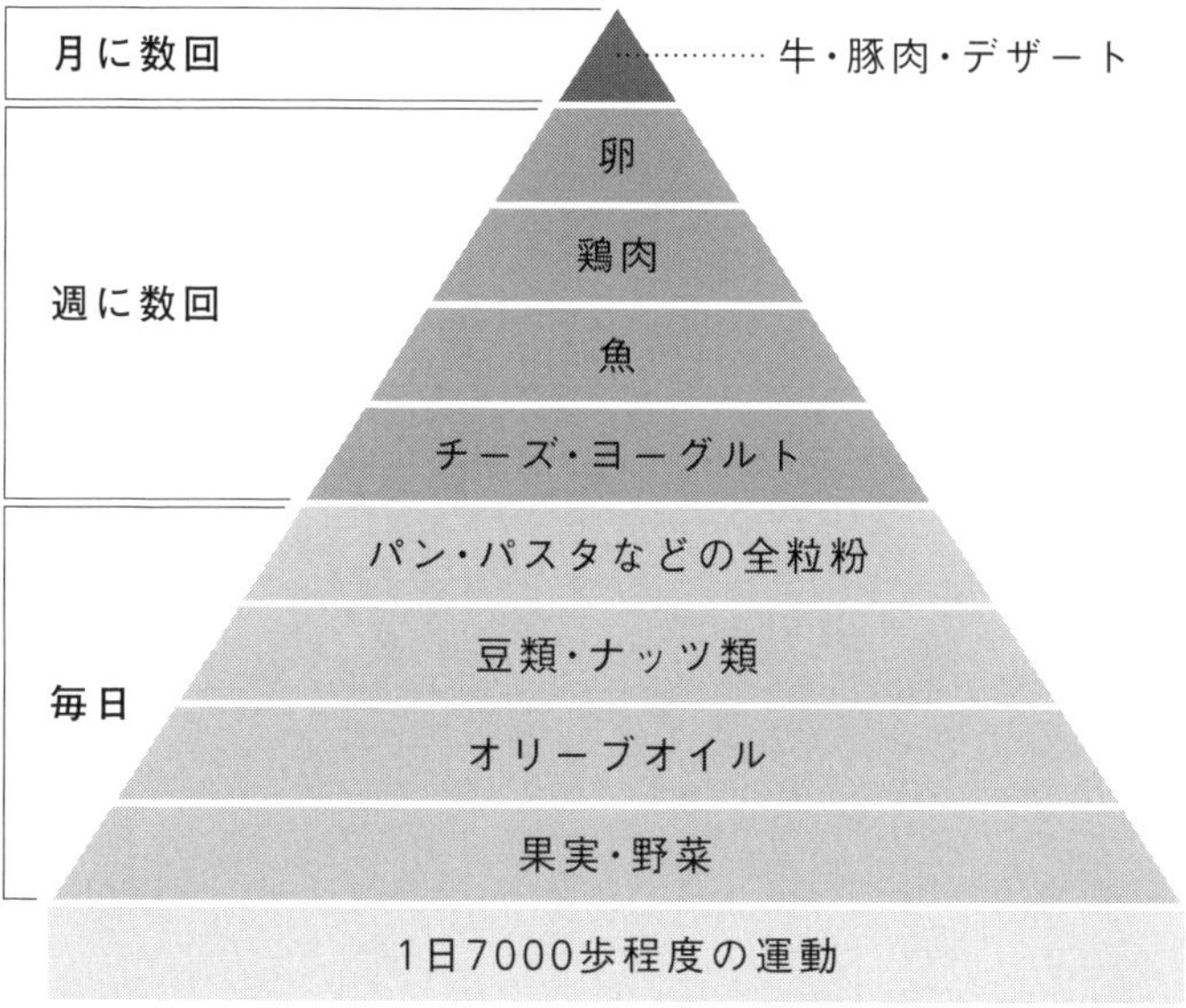

ルを減らさずに、悪玉コレステロールを上昇させにくいといわれています。

オリーブオイルを、普段の食卓に取り入れるなら、オリーブの果実を搾ってろ過しただけで、化学的な処理を行っていないエキストラバージン・オリーブオイルをお勧めします。

地中海料理をすべて真似すればいいわけではありませんが、見習うべきところは多々あります。野菜や魚介類の豊富さ、良質なオイルの摂取は、日本人にもぜひ見習ってほしい習慣です。

また余談ですが、意外にもパスタは白米やうどんなどと比べると、食べた後の血糖値が上がりにくい低GI食品とされています。とくに全粒粉のパスタは低く、たくさんの野菜でお腹をふくらませたあとに、ライトなソースの少量の全粒粉パスタでしめる、というのは理にかなった食べ方といえるでしょう。

良質のオイルを生で摂る!

すでにご説明したとおり、オリーブオイルに多く含まれるオレイン酸は過酸化脂質を作りにくく、加熱調理に適した油です。

一方、n-3系脂肪酸、いわゆるオメガ3脂肪酸のEPAとDHAは、認知機能に高い効能が期待できる反面、熱に弱く酸化しやすいという欠点があります。

オメガ3脂肪酸を代表する**α-リノレン酸を手軽に摂れる油として最近注目が高まっているのが、亜麻仁油や、エゴマ油**です。

亜麻仁油とは、アマ科の植物の種子から抽出された油のこと。エゴマ油は、シソ科のエゴマから抽出された油のことで、どちらもα-リノレン酸が豊富で、オレイン酸とリノール酸もバランスよく含まれています。

香りの高い油なので、できあがった料理にそのままかけたり、ドレッシングとしてサラダにかけたりする食べ方がお勧めです。

しかしこの亜麻仁油やエゴマ油の難点は値段が少し高いところ。安いものでも千円からで、高級なものでは数千円してしまいます。

そのうえ、認知症予防で積極的摂取が求められるEPAとDHAへの変換効率としてはさほど高くありません。

EPA、DHAを効率的に摂りたい場合は、やはり魚を食べるのが一番です。

その補助として少し高めのオイルを活用するのがいいでしょう。

魚の油を摂る！

タンパク質・脂質のところでも解説しましたが、DHAと、EPAは、認知機能を保つための大事な栄養素です。

どちらも体内で合成できず、食事から摂取することが求められる必須脂肪酸です。

DHAは、脳に直接入って機能することのできる数少ない栄養素のひとつで、脳を活性化して集中力や判断力、処理能力を高める働きがあると考えられています。成長期の子供が摂ることで脳の発育を促進すると同時に、成人や高齢者が摂取することで記憶力を高めたり、認知機能が改善されたりすることがわかっています。

EPAは血液をサラサラにしたり、中性脂肪を低下させたりする働きがあり、心血管病などのリスクを下げるといわれています。

DHAとEPAの相互作用が、認知症予防にプラスの効果をもたらしてくれること

が期待できます。

このDHAとEPAをもっとも効率的に摂るために食べたいのが、魚です。

とくにサンマ、イワシ、サバ、アジなど背の青い青魚に多く含まれています。ほかにもマグロのトロの部分、ブリ、ウナギ、サケなどの油の多い魚に豊富です。

調理すると煮汁や揚げ油に流れ出してしまうので、刺身が一番効率の良い食べ方といえます。また前述しましたが、大いに活用したいのが魚の缶詰です。

1日摂取量の目標は、DHAとEPAを合わせて1000ミリグラム以上とされています、刺し身ならマグロ（トロ）2〜3切れ、ブリ4〜5切れ、焼き魚ならサンマで約1尾、缶詰ならサバ水煮缶1缶が目安です。

1日にたくさん食べる「食いだめ」の効果はないので、毎日1食は魚を取り入れてコツコツと摂取するように心がけましょう。

ナッツを食べる！

良質の脂肪酸を摂ることを考えると、抽出した油を思い浮かべるかもしれませんが、植物性タンパク質を多く含むということで先にも紹介したナッツは、不飽和脂肪酸を多く含み、抗酸化作用のあるビタミンEや整腸作用のある食物繊維も豊富で、自然のサプリともいうべき存在です。

アーモンドをはじめ、**ナッツの脂質はオレイン酸が主成分です。オレイン酸は先述の通り、一価不飽和脂肪酸で、適量の摂取でコレステロールを下げる効果が期待**できます。

しかしここで注目したいのがクルミとマカデミアナッツです。

クルミは、ナッツのなかでもn-3系、つまりオメガ3脂肪酸のリノレン酸がとびぬけて多く含まれています。ひとつかみのクルミで、1日に摂取したいオメガ3脂肪酸が十分に摂取できるのです。亜麻仁油やエゴマ油を使うことがむずかしければ、おやつやサラダのトッピングなどでクルミを食べてオメガ3脂肪酸を効率的に摂取するといいでしょう。

またハワイのお土産としても有名なマカデミアナッツなども注目です。

マカデミアナッツは脂質が75％ですが、その多くが不飽和脂肪酸であり、そのなかでもパルミトレイン酸は脳血管の栄養障害を予防することが分かっています。飽和脂肪酸は酸化しにくい反面固まりやすく、不飽和脂肪酸は固まりにくいが酸化しやすいという一長一短の特徴をもっています。パルミトレイン酸は、n-7系脂肪酸に属し、効果があると報告されはじめています。

おいしくて安心して食べられるナッツを適度に取り入れて、健康な脂質を摂取してみましょう。

おわりに

いつまでも食を楽しみ、自分らしく、健康でいてほしい。

そんな願いから本書を書くにいたりました。長いあいだ栄養管理士として患者さんと向き合ってきた私の経験がこの一冊には詰まっています。毎日口にするものだからこそ、気をつけてほしいし、毎日することだからこそ、楽しんでほしい。正しい知識を身に着けて、食事を喜びとして感じてもらいたいと思っています。

「幸せな食事」は人それぞれです。

たくさんの家族に囲まれながら和気あいあいと食べることだけが、幸せだとは思いません。朝日を浴びながら独りでとる朝食も、忙しい仕事を終えてやっとありつけた昼食も、馴染みの店での晩酌も、すべてがそれぞれにとって「喜び」であってほしいと願っています。

私が非常勤で勤める看護小規模多機能型居宅介護サービス「坂町ミモザの家」では、食事の時間、笑い声が絶えません。すでに認知症を発症している高齢者のかたが多くいますが、食事を楽しむための工夫をいつもしています。

食べる前には口の体操をしたり、その日のメニューについて語ったりしながら、気分を盛り上げていくのです。そして「食べさせる」のではなく、一緒に食事をとります。「色がきれいだね」「食感が変わっているね」そんな会話をしながら季節を感じおいしさを喜び一緒に食べ進めていくうちに、気づけばみなさん完食してお皿はきれいになっています。「おいしいね」そう笑いながら心から楽しそうに食事をするみなさんの姿を見ていると、食生活はいつまでも人生の一部なんだと、逆に思い出させてくれるのです。

私も、子供が大きくなり、独りで食事をする機会が増えてきました。しかし、それを「寂しい」「悲しい」と感じたことはあまりありません。むしろ今まで家族のために食事を作ってきたので、これからは思う存分に自分の食事を楽しもうと思っています。

商店街で季節の野菜や果物を見ているだけで心が浮き立ってきます。何を作ろうかと考えるだけで胸がワクワクします。おいしく作れたらガッツポーズ。食事を自分なりの「イベント」としてとらえて、毎日を楽しんでいます。

独りで食事をする「孤食」が問題視されていますが、大人は孤食を楽しむことができると思います。テーブルをきれいに飾り、好きな食事を好きな音楽を流して気兼ねなく味わえば、寂しいと思っていた時間も、この上なく贅沢なものになるはずです。

本書では少しむずかしい栄養学も紹介しました。認知症予防を語るうえでどれも外せない重要なポイントなので、ぜひ実践していただきたいと思います。

しかし一番大切なのは、食事を楽しむことです。

残念ながら「こうすれば認知症にならない」という特効薬は存在しません。しかし健康的な食事を毎日笑って食べていれば、認知症のほうから逃げていくと私は思っています。本書を参考に、みなさんがそれぞれ自分に合った方法を見つけ出してもらえたなら、筆者としてこれほどうれしいことはありません。

さあ、少しお腹が空いてきました。みなさんの健康と幸せを願いながら、私はそろそろ筆を置きたいと思います。

今日は、何を、食べようかな。

川口美喜子

川口美喜子

KAWAGUCHI MIKIKO

大妻女子大学家政学部教授、管理栄養士、医学博士。専門は病態栄養学、がん病態栄養並びにスポーツ栄養。島根大学医学部附属病院で、栄養治療室長を務め、NST(栄養サポートチーム)を立ち上げるなど、病院の中で食事・栄養管理を通して、治療に積極的に参加してきた。現在は、大学で後進を育てながら、地域医療のパイオニアの一人、秋山正子氏が主宰する「暮らしの保健室」(東京・新宿区)、「マギーズ東京」(東京・江東区)などにて、在宅栄養指導、給食での栄養ケアも行っている。問題を抱える多くの人のために、その卓越した栄養学の知識を具体的な食事に落とし込んで支援している。著書に『老後と介護を劇的に変える食事術』(晶文社)、『がん専任栄養士が患者さんの声を聞いてつくった73の食事レシピ』(医学書院)、『いっしょに食べよう フレイルを予防し、老後を元気に暮らすためのらくらくメニュー』(木星舎)などがある。

カバー袖の納豆のパッケージは、宮城県のわたり納豆の「三角経木納豆」を参考にさせていただきました。

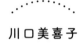

亜紀書房・オールドエイジシリーズ

認知症を予防する食事

二〇二〇年四月三〇日　第一版第一刷発行

著　者　川口美喜子

発行所　株式会社亜紀書房
〒一〇一-〇〇五一　東京都千代田区神田神保町一-三二
TEL　〇三-五二八〇-〇二六一（代表）
　　　〇三-五二八〇-〇二六九（編集）
http://www.akishobo.com/
振替　〇〇一〇〇-九-一四四〇三七

印刷・製本　株式会社トライ
http://www.try-sky.com/

978-4-7505-1640-0　C0077

装　丁　アルビレオ
イラスト　しらいしののこ
編集協力　嶋尾事務所
（嶋尾通＋佐藤志帆）